妇产科疾病诊断与治疗

郑永红 李丽 黄凤翔 李海棠 王美玲 刘志霞 ◎ 主编

吉林科学技术出版社

图书在版编目（CIP）数据

妇产科疾病诊断与治疗 / 郑永红等主编. -- 长春：吉林科学技术出版社，2024.8. -- ISBN 978-7-5744-1718-2

Ⅰ. R71

中国国家版本馆 CIP 数据核字第 2024G7839U 号

妇产科疾病诊断与治疗

FUCHANKE JIBING ZHENDUAN YU ZHILIAO

主　　编	郑永红　李丽　黄凤翔　李海棠　王美玲　刘志霞
出 版 人	宛　霞
责任编辑	李亚哲
封面设计	温　兮
制　　版	温　兮
幅面尺寸	185mm×260mm
开　　本	16
字　　数	150 千字
印　　张	9.875
印　　数	1-1500 册
版　　次	2024 年 8 月第 1 版
印　　次	2024 年 10 月第 1 次印刷

出　　版　吉林科学技术出版社
发　　行　吉林科学技术出版社
地　　址　长春市南关区福祉大路 5788 号出版大厦 A 座
邮　　编　130118
发行部电话/传真　0431—81629529　81629530　81629531
　　　　　　　　　81629532　81629533　81629534
储运部电话　0431-86059116
编辑部电话　0431-81629510
印　　刷　廊坊市印艺阁数字科技有限公司

书　　号　ISBN 978-7-5744-1718-2
定　　价　58.00 元
版权所有　翻印必究　举报电话：0431—81629508

《妇产科疾病诊断与治疗》

编委会

主 编

郑永红　上饶卫生学校
李　丽　赣州市人民医院
黄凤翔　江西省赣州市南康区第一人民医院
李海棠　江西省抚州东信第六医院
王美玲　江西省会昌县周田镇中心卫生院
刘志霞　烟台市海阳市第三人民医院

副主编

尹　燕　山东省邹平市青阳镇卫生院
冯　玲　湖北省武汉市蔡甸区妇幼保健院
姚化红　江西省宜春市上高县泗溪镇中心卫生院
罗才芳　江西省赣州市赣县区济和民医院
刘海燕　武汉市东西湖区妇幼保健院
杨　悦　北京大学民航临床医学院
李凤芝　宁夏回族自治区第五人民医院

编　委

刘德春　青岛市市立医院

前 言

本书以妇产科疾病为基础，注重从临床实际出发，以妇产科常见病、多发病、相关检查、鉴别诊断、治疗等为结构，对妇产科疾病进行系统、翔实地阐述和归纳，全书针对不孕症、妇产科正常分娩、异常妊娠、分娩期并发症、妇产科手术与产科助产、产后康复指导等内容做了详尽描述。同时，便于临床医师诊疗思维能力的提高，掌握其鉴别与诊断要点。全书内容丰富、全面、实用性强，对妇产科与妇幼保健工作临床医师及基础研究人员具有一定的参考价值。

目录

第一章 不孕症 ... 1
- 第一节 概述 ... 1
- 第二节 卵巢性不孕 ... 4
- 第三节 子宫性不孕 ... 10

第二章 正常分娩 ... 16
- 第一节 分娩动因 ... 16
- 第二节 决定分娩的因素 ... 18
- 第三节 枕先露正常分娩机制 ... 24
- 第四节 分娩的临床经过及处理 ... 26

第三章 异常妊娠 ... 34
- 第一节 自然流产 ... 34
- 第二节 异位妊娠 ... 41
- 第三节 早产 ... 52

第四章 分娩期并发症 ... 58
- 第一节 子宫破裂 ... 58
- 第二节 脐带异常 ... 64

第五章 妇产科手术 ... 70
- 第一节 围手术期准备 ... 70
- 第二节 外阴阴道手术 ... 74
- 第三节 子宫手术 ... 79
- 第四节 会阴切开缝合术 ... 95

第六章 助产手术及并发症处理 ... 97
- 第一节 会阴切开术 ... 97
- 第二节 产时外阴阴道损伤修补术 ... 99
- 第三节 宫颈裂伤修补术 ... 100
- 第四节 急性子宫内翻复位术 ... 102
- 第五节 产钳助产术 ... 105

第六节 臀位牵引术和臀位助产术 ………………………………………… 109

   第七节 剖宫产术 ……………………………………………………………… 111

   第八节 促宫颈成熟引产 ……………………………………………………… 135

第七章 产后康复指导 …………………………………………………………… 145

   第一节 产后康复定义 ………………………………………………………… 145

   第二节 产后康复内容 ………………………………………………………… 145

   第三节 产后康复意义 ………………………………………………………… 146

   第四节 国外产后康复相关指南推荐 ………………………………………… 146

参考文献 …………………………………………………………………………… 149

第一章 不孕症

第一节 概述

一、病因病理

从卵子生成到受精是个极其复杂的生理过程,但必须具备三个条件:①有正常的卵子;②卵子与精子结合;③受精卵着床。若其中任何一个环节发生障碍,均可影响受孕。

(一)排卵障碍

许多因素都可能引起排卵障碍。主要有以下几种情况。

1.中枢性因素

下丘脑-垂体-卵巢轴功能紊乱,引起月经失调、闭经或无排卵性月经等,垂体肿瘤引起卵巢功能失调或精神因素、过度焦虑、过度紧张等,都可影响排卵。

2.全身因素

如重度营养不良、过度肥胖,或饮食中缺乏维生素E、A等,都可影响到卵巢功能。内分泌代谢方面的疾病,如甲状腺及肾上腺的功能亢进或低下、重度糖尿病等,都可能影响到卵巢功能而致不孕。

3.卵巢因素

先天性卵巢发育不全、多囊卵巢综合征、肿瘤、炎症以及子宫内膜异位症等,都可能影响卵巢排卵而致不育。

(二)影响卵子运行因素

输卵管炎症、子宫内膜异位引起输卵管粘连扭曲或瘢痕挛缩,或先天性输卵管发育不良等,都能影响卵子运行,使其不能与精子相结合而致不孕。

（三）影响受精卵着床因素

子宫发育不良、子宫内膜结核、子宫肌瘤、病原体感染、宫腔粘连等，都能影响到子宫腔的改变而影响受精卵着床，引起不孕。此外，黄体酮分泌不足亦可使子宫内膜分泌不良，影响受精卵着床而致不孕。

（四）影响精子进入宫腔的因素

先天性无孔处女膜、阴道纵隔、无阴道、后天性阴道损伤后粘连、瘢痕粘连等，可影响精子进入宫腔。严重的阴道炎可影响精子的活动力，缩短其生存时间而致不孕。子宫颈因素，如感染、息肉、肿瘤、重度后屈等，均可影响精子进入宫腔，减少受孕机会。另外，雌激素分泌不足可以改变宫颈黏液的性质和量，也可影响精子的活动而减少受孕机会。

（五）免疫因素

精液在阴道内可作为一种抗原，被阴道或宫颈上皮吸收后，女方血液中产生抗体，使精子凝集或使精子失去活动能力，以致造成不孕。通过对生殖活动免疫学的研究，已证实整个受精过程存在着复杂的免疫学现象。有人认为，精子的抗原性来自精囊液，即精子与精囊液接触时包被上一层有抗原成分的外膜，即所谓"精子包膜形成的精子抗原"，抗体存在于血清、精囊液和男女生殖道内。有人研究，血清的抗体以 IgG、IgM 为主，生殖道内抗体以 IgA、IgG 为主，这些抗原可以诱发机体产生抗精子的抗体，这种抗体在体内存在时，可抑制精子的运动，干扰受精过程。

二、临床表现

（一）症状

不同的原因引起者伴有不同的症状。如排卵功能障碍引起的不孕症者，常伴有月经紊乱、闭经等。生殖器官病变引起的不孕症者，又因病变部位不同而症状不一，如输卵管炎引起的不孕症，常伴有下腹痛、白带增多等；子宫内膜异位症引起的不孕，常伴有痛经、经量过多或经期延长；宫腔粘连引起的不孕常伴有周期性下腹痛、闭经或经量少。免疫性不孕症患者可无症状。

（二）体征

因致病原因不同，体征各异。如输卵管炎症引起的不孕者，妇科检查可见有附件增厚、压痛；子宫肌瘤者，可伴有子宫增大；多囊卵巢综合征者常伴有多毛、肥胖或扪及胀大的卵巢等。

（三）实验室检查和特殊检查

通过详细询问病史和体格检查，在初步掌握病情的基础上，可以选择下列检查，以确定病因。

1.卵巢功能检查

主要检查有无排卵及黄体功能情况。常用的方法：基础体温（BBT）测定；宫颈黏液（CM）检查；阴道细胞学检查；子宫内膜活组织检查或诊断性刮宫。刮宫除了解卵巢功能外，还可了解宫腔大小以及有无器质性病变，如黏膜下肌瘤、子宫内膜结核等。

2.内分泌学检查

根据病情可做如下检查：垂体促性腺激素（FSH、LH）、催乳素（PRL）、雄激素（T）、雌激素（E2）、孕激素（P）以及肾上腺皮质激素和甲状腺功能检查。其目的是了解下丘脑-垂体-性腺轴的功能以及其他内分泌腺对性腺的影响。

3.输卵管通畅检查

如果有排卵，或有过输卵管炎可以做此项检查。常用的方法有输卵管通气、通水以及子宫输卵管造影。输卵管通液除检查输卵管通畅与否外，还可起治疗作用。造影能明确输卵管阻塞部位，还可了解子宫有无畸形，肿瘤以及子宫内膜结核、输卵管结核等情况。近几年发展起来的还有声学造影及腹腔镜下输卵管通液试验。

声学造影是在B超检查下将2%～3%的过氧化氢注入管腔，经B超观察有无连续发生的小气泡自宫腔向输卵管进入并自伞部溢出。如有，证明通畅；如没有，则疑为阻塞，可按规定反复试验2～3次后，得出结论，以免被输卵管痉挛引起的假象所掩盖。

4.B超检查

B超检查可以诊断盆腔肿瘤、子宫病变,还可监测卵泡发育及排卵情况,是诊断无排卵滤泡黄素化综合征的非常重要的检查方法。

5.腹腔镜检查

在有关检查的基础上,如怀疑有器质性病变而又不能确诊时,可做腹腔镜检查,直接观察子宫、输卵管、卵巢有无病变或粘连,并可直接观察输卵管通液试验的情况。

6.宫腔镜检查

主要了解宫腔内的病变,如肿瘤、息肉、畸形等。

7.性交后试验

主要了解精子对子宫颈黏液的穿透性能力,在夫妇双方无特殊异常的情况下可做此试验。应选在排卵期进行,受试前2d禁止性交。亦勿行阴道用药或冲洗,于性交后2~3h检查。一般认为,1个高倍镜视野下有10个或10以上活精子,为有生育能力;少于5个为生育能力差;若为死精子或精子活动力弱,说明阴道环境或宫颈黏液对精子不利。需反复试验3次,才能确诊。

8.其他

测定血清或宫颈黏液抗精子抗体,或抗卵透明带抗体。疑有先天异常者,可做染色体检查。疑有垂体肿瘤者,可测定血清催乳素,做蝶鞍X线检查或CT检查,以明确诊断。

第二节 卵巢性不孕

排卵系女性下丘脑—垂体—卵巢轴(HPOA)间相互调节及制约的结果。HPOA中任何环节异常,均可因无排卵或卵细胞的质量异常而致不孕,简称卵巢性不孕。卵巢性不孕是女性不孕症的首要原因,占比20%~40%。其中包括下丘脑性不排卵、垂体性不排卵、多囊卵巢综合征(PCOS)、黄素化未破裂卵泡综合征(LUF)、黄体功能不足等。

一、下丘脑性不排卵

除局部肿瘤、外伤及全身疾患外，多见于应激（如疲劳、环境改变等）、精神因素（如神经性厌食症、精神创伤等）、药物（氯丙嗪、避孕药）引起的继发性闭经。实验室检查见 FSH、LH、E2 均低于正常，而垂体兴奋试验为阳性。大多在消除诱因、治疗原发疾患后即恢复正常。必要时给予 GnRH 治疗，或直接使用 hMG/FSH+hCG 治疗。患者对药物反应好，预后佳。

二、垂体性不排卵

（一）高催乳素血症

催乳激素（PRL）分泌异常是一种常见的生殖内分泌障碍性疾病。无论是男性还是女性，成年人还是儿童，非妊娠、非哺乳状态下血中 PRL 持续增高，超过 $25\mu g/L$，就称为高催乳激素血症。缺氧锻炼、性生活、进食、麻醉、疼痛、低血糖、手术、乳头刺激等可以使 PRL 一过性增高，并非异常。但非妊娠和非哺乳状态下，慢性持续的高催乳激素血症，即认为是病理状态。PRL 分泌异常的重要原因是垂体和下丘脑功能异常。在不排卵的患者中，15%～23%有高 PRL 血症，其中近半数高 PRL 血症患者为垂体微腺瘤。在继发闭经患者中，10%～15%有高 PRL 血症。高催乳素血症常可致月经周期延长、继发闭经、溢乳、不孕等症状。高催乳素血症的治疗包括：①药物治疗。选用的药物如溴隐亭、诺果宁等；②手术治疗。如患者出现压迫症状、垂体卒中可手术治疗。手术方式首选经蝶窦选择性垂体肿瘤切除术。

（二）阴道镜检查

本征因产后大出血、休克而导致腺垂体出血性坏死。主要表现为下丘脑释放激素不足，如排卵障碍、闭经、生殖器萎缩等，还可出现甲状腺、肾上腺功能不足等表现。除其他对症治疗外，还可采用 hMG/FSH+hCG 治疗，一方面可恢复排卵及月经，另一方面能避免生殖器官的萎缩。

三、多囊卵巢综合征

多囊卵巢综合征（PCOS）是育龄女性最常见的内分泌紊乱性疾病，表现为高雄激素血症和（或）高胰岛素血症。临床表现为闭经、肥胖、多毛、不孕和双侧卵巢呈多囊性增大的综合征，患病率为育龄妇女的5%～10%，是引起不排卵性不孕的主要原因，占神经内分泌不排卵患者的半数以上，其病理生理十分复杂，至今仍然有许多环节没有研究清楚。近年来，关于PCOS的病因、病理生理以及PCOS不孕的治疗，PCOS的远期并发症的预防越来越引起广泛关注。

早在1935年，Stein和Levehthal首先报道一组7例患者具有下列表现：月经紊乱、闭经、多毛、肥胖、不孕，查有双侧卵巢增大及多囊性变、不排卵。上述临床表现曾一度作为PCOS的诊断标准。由于组织学、激素测定、阴道超声及腹腔镜等技术的广泛应用，人们对其有了较为全面的认识。目前研究发现，胰岛素抵抗、高胰岛素血症及高雄激素血症在PCOS的发病中起重要作用。

（一）临床表现

1.不排卵、月经失调与不孕

不排卵是PCOS内分泌障碍产生的最为常见的结果之一，也是导致不孕的原因；患者月经失调表现为月经量少、月经稀发、功能性子宫出血、闭经等。月经失调多由于无排卵所致，但部分PCOS患者也可有排卵。

2.多毛、痤疮

多毛主要是指性毛的异常生长，表现为耻骨联合与脐间的腹中线上阴毛生长，为异常的雄激素作用的结果。有时，异常阴毛的生长可以延至肛周和腹股沟。

3.卵巢的多囊化

LH/FSH的异常比值，导致了卵巢的增大和多囊化表现。卵巢增大明显时，盆腔检查有时可触及一侧或双侧卵巢。但多数卵巢的多囊性变是通过B超检查发现的。B超检查显示卵巢内有多个直径在1cm以内的囊性区，贴皮质排列，一侧卵巢上常超过10

个，呈车轮状。卵巢间质/卵巢体积超过25%的患者，有时在非高雄激素血症月经正常妇女中卵巢也可能发生类似的改变，称为多囊状卵巢，其中有部分患者发展成为PCOS。

4.肥胖与代谢紊乱

50%～60%的PCOS患者伴有肥胖表现。虽然肥胖不是每个患者的必然表现，但经过体重指数（MBI）校正后，多数患者受到了肥胖的危害。另外，黑棘皮症可发生在颈背部、腋下及阴唇，呈灰褐色，皮肤增厚。

5.高催乳激素血症

有些PCOS的患者伴有PRL的增高。值得一提的是，PCOS的患者应当注意子宫内膜癌、非胰岛素依赖型糖尿病（NIDDM）、心肌梗死和动脉粥样硬化等远期危害。

（二）诊断

PCOS的诊断需要结合临床、超声、激素测定和其他生物化学检查。包括：①月经减少、月经稀发和（或）闭经；②超声检查卵巢多囊化改变；③高雄激素血症和（或）多毛；④MBI＜30kg/m2时，LH/FSH比率在1～1.5；⑤在青春期前后发病。另外注意与卵巢男性化肿瘤、先天性肾上腺皮质增生、甲状腺功能亢进或减低相鉴别。

（三）治疗

PCOS对于受孕的不利影响不会导致绝对的不孕，而是受孕概率低下，应当帮助患者树立信心。在治疗前，需要常规地进行精液分析，输卵管检查、生殖免疫学检查。对于肥胖的妇女（BMI＞30kg/m2）降低体重有利于改善内分泌状态、受孕和正常妊娠。

1.纠正内分泌紊乱

常用的方法如：①短效口服避孕药。短效口服避孕药是雌孕激素合剂，通过其对下丘脑的负反馈作用，可降低垂体的和FSH的分泌，使卵泡停止生长。复方醋酸环丙孕酮中，环丙孕酮不但对垂体的抑制作用较强，而且具有抗雄激素作用，对多毛、痤疮及高雄激素血症有较好的效果，并且在停药后有一定的受孕率，更适合用于PCOS的治疗。一般用药3～6个周期后，可促排卵或自然受孕。常用的有达英-35、去氧孕烯（妈富隆）、敏定偶等，于月经的第3～5d服用，共用21d；②孕激素。应用孕激素类药品也可通过抑制 LH 的分泌，降低卵巢的雄激素的产生。在应用孕激素时注意补充雌激素，可给予补佳乐 1mg/d 或炔雌醇 0.05mg/d，共用 21d。最后 3～10d 加孕激素；③促性腺激素释放激素激动剂（Gn-RHa），如长效达菲林、长效达必佳。Gn-RHa 的作用是双方面的。在用药的初期短暂的几天内表现为促进垂体的 LH 和 FSH 的分泌。随后，表现为十分强的 LH 和 FSH 分泌的抑制作用，称为药物去垂体作用。由于 PCOS 高雄激素血症是 LH 依赖性的，所以 Gn-RHa 的去垂体作用对于多毛和高雄激素血症有良好的效果。一般用药后可产生良好的降低 LH 和 FSH、降低雄激素，减轻痤疮和多毛的作用，但不能改善抗胰岛素作用；④胰岛素增敏剂。如二甲双胍等；⑤抗雄激素治疗。糖皮质激素、螺内酯都可有效地降低雄激素；⑥溴隐亭。对于 PRL 增高患者，需要给予溴隐亭治疗。

2.药物促排卵

首选氯米芬（CC）。在 PCOS 治疗中，氯米芬作用于下丘脑，抑制雌激素对于下丘脑的负反馈作用，从而阻断持续的单一雌激素对于下丘脑产生的不正常反馈，阻断 PCOS 高雄激素血症产生的内分泌恶性循环，使 FSH 增高，卵泡生长。氯米芬的用法：从月经第 3～5d 应用氯米芬 50mg/d，每天晚上睡前半小时服用，连用 5d。在氯米芬促排卵中，其雌激素的拮抗作用对受孕率有一定的影响，但由于方法简单，费用低廉，患者方便，且效果良好，所以仍为广大医师和患者接受。可以在应用氯米芬后注意补充雌激素，如补佳乐 1mg/d，共用 5d。

外源性的促性腺激素（GnH），如人绝经期促性腺激素（hMG），人绒毛膜促性腺激素（hCG）、纯化的 FSH 和基因重组的人 FSH（r-hFSH）、重组的人 LH（r-hLH）。通常用法分为两种，一种是应用 CC+hMG+hCG 方案。即月经第 3～5d，睡前半小时口服氯米芬 50mg，连用 5d；于月经第 8d 和月经第 10d，分别注射 hMG150U。另一种方法是 hMG+hCG 方案，从月经第 5d 开始，每天注射 hMG150U，检测卵泡后再调整用量。PCOS 的卵巢对 GnH 的反应性较为特殊，或是敏感，或是不敏感，安全范围较小，用药应当特别谨慎，避免卵巢过度刺激综合征（OHSS）的发生。如果卵巢对药物反应不良，可加用生长激素，一般 2～4U/d，可以使卵泡生长速度加快，雌激素水平增高，子宫内膜改善，促排卵时间缩短。

在 PCOS 应用 GnH 促排卵多卵泡生长的情况下，较其他患者更容易出现卵泡成熟前的 LH 峰，应当特别注意检测尿中的 LH。为了避免这种情况的发生，可以使用降调长方案递增给药促超排卵，以避免 OHSS 发生。

PCOS 患者用 GnH 促排卵受孕率、多胎率、OHSS 等高于氯米芬促排卵。选择治疗方案时，应当充分考虑受孕机会、年龄、卵泡监测条件和经验、是否同时实施辅助生殖技术、患者的经济状况等多方面的因素。

多次的诱发排卵治疗未能受孕和同时伴有其他的实施人工辅助生殖技术的指征，如输卵管因素、免疫因素、男方因素等，PCOS 患者可实施人类辅助生殖技术。

3.手术治疗

（1）卵巢楔形切除术：PCOS 患者实施卵巢楔形切除术后，雄激素明显下降，排卵恢复。其治疗效果的机制不十分清楚，可能与切除后产生雄激素的部分组织有关，或者与卵泡产生的抑制素减少有关。手术有恢复排卵的可能，但也有产生盆腔粘连的机会。如切除组织过多，有继发卵巢功能衰退的可能。

（2）卵巢穿刺：腹腔镜下对 PCOS 卵巢的卵泡穿刺、电凝或激光灼烧打孔都有一定的疗效，其效果与卵巢楔形切除术相似。

4.其他

如患者已生育或无妊娠愿望，对月经稀发和闭经的患者，建议用药，如口服避孕药、促排卵药等，至少每 3 个月有一次子宫内膜脱落。当患者年龄超过 35 岁，或月经持续达到 10d 以上及淋漓出血时，也应积极进行诊断性刮宫，以排除子宫内膜病变。

四、卵泡黄素未破裂综合征

卵泡黄素未破裂综合征（LUFS）在不孕患者中有较高的发病率，常无明确的临床症状。往往有正常的月经周期，BBT 亦为双相，B 超检查亦提示有正常的卵泡生长、发育。但卵泡透声差、直径偏大、卵泡壁明显增厚。常规使用 hCG 后，复查阴道 B 超检查，见卵泡未能排出。该综合征尤其多见于使用 CC 促排卵，其发病机制不清。未排出的卵泡往往在随后的 1~2 个月经周期内自行吸收，否则可行阴道 B 超导引下穿刺治疗。穿刺后可使用妈富隆或达英-35，使卵巢处于相对"静息"状态。2~3 个月经周期后首先 hMG/FSH+hCG 促排卵。

五、黄体功能不足

正常情况下，子宫内膜在雌、孕激素（P）的作用下形成周期性月经。黄体功能不足（LPD）指由于卵泡发育异常，导致排卵后黄体分泌的 P 减少，或由于子宫内膜孕激素受体（PR）降低，导致子宫内膜发育迟缓，继而引起不孕症或反复流产。其临床表现除不孕、反复流产外，还可查有 BBT 温差小于 0.3℃，高温期持续时间小于 12d，相对月经周期，黄体早期子宫内膜活检提示子宫内膜发育迟缓或提前（Noyes 分期）。

LPD 的治疗以补充黄体酮，维持黄体为主，常用方法：于排卵后每日肌内注射黄体酮 20mg，第 14d 查尿 hCG，如妊娠，继续用药至排卵后 70d；如无受孕则停药。或排卵后每 3d 肌内注射 hCG，2000U，共 5 次，停药 5d 查是否妊娠，应当注意动态观察 hCG，以区分药物 hCG，鉴于卵泡发育不良常可导致 LPD，应选择适宜的促排卵药物及方法。

第三节　子宫性不孕

一、概述

子宫性不孕占女性不孕症的 30%~40%。子宫作为生殖生理与生殖内分泌的重要器官，其功能有储存运输精子、孕卵着床、孕育胎儿、分娩等。造成子宫性不孕的原因包括子宫畸形、宫腔粘连、子宫内膜炎、子宫肌瘤和子宫内膜息肉及异物等。

二、诊断与鉴别诊断

（一）诊断要点

1.子宫畸形

患者有原发性闭经、不孕、痛经、复发性流产、胎位不正及胎盘附着异常等病史，应首先考虑到有生殖道畸形的可能。进一步询问病史并行妇科检查，必要时探宫腔或行子宫输卵管造影（HSG）、内镜检查（包括宫腔镜、腹腔镜、膀胱镜等）以明确诊断。生殖道畸形常合并泌尿系统及下消化道畸形，必要时可做静脉肾盂造影或钡剂灌肠。

主要临床表现：①原发闭经或月经不调，如月经稀发或过少、痛经、功能失调性子宫出血等；②原发或继发不孕；③生殖道畸形，如外阴、阴道、宫颈和子宫畸形等；④卵巢功能低下，如无排卵、月经失调、功能失调性子宫出血和痛经等；⑤性交困难或性功能障碍，如性交痛、阴道痉挛、性冷漠等；⑥盆腔包块史，见于双子宫、残角子宫等；⑦病理妊娠史，如复发性自然流产、早产、胎位异常、胎盘位置异常或死胎等；⑧泌尿系统畸形，如多囊肾、马蹄肾、游走肾等。

2.感染因素引起的子宫性不孕

（1）临床表现：急性子宫内膜炎起病较急，多有明显诱因，如经期不卫生、经期不洁性交、宫腔操作、阑尾炎和全身感染等。表现为寒战，发热（体温38～40℃），全身无力、下腹剧痛、下坠，腰酸，大量血性、脓性或水样白带，并伴有恶臭。患者下腹压痛，宫颈举痛，宫体柔软胀大，压痛明显。由于宫腔有良好的引流条件及周期性内膜剥脱，使炎症极少有机会长期存在于内膜，但如急性期治疗不彻底，或经常存在感染源，则可能导致慢性子宫内膜炎。临床上最常见的不孕因素是慢性结核性内膜炎和子宫内膜息肉，可表现为原发或继发性不孕，月经失调，白带增多，下腹坠痛。轻者双合诊可无异常发现，若有宫腔积脓，则子宫呈球状增大，柔软压痛，可见血性脓液自宫颈管排出，常并存急性阴道炎。

（2）诊断：根据病史、症状和体征并不难诊断，结合对阴道、宫颈和宫腔分泌物行细胞学、细菌学和其他病原体检查，可发现病原体类型；行 B 超检查、HSG、宫腔镜等检查可了解宫腔内病变范围及程度；诊断性刮宫可了解内膜组织学变化，如内膜结核、内膜息肉等。

3.宫腔粘连引起的子宫性不孕

宫腔粘连（IUA）也称为 Asherman 综合征，其发病率逐年增高，是引起子宫性不孕的重要因素。

（1）临床表现：依粘连部位和范围而异，表现为原发或继发性不孕、闭经、月经稀少、痛经、月经过多（也有月经正常者）、复发性自然流产、早产、胎盘早剥及前置胎盘等。合并颈管粘连者可引起经血潴留，宫腔积血、积液或积脓。

（2）诊断：①病史、症状和体征：询问患者有无刮宫和妇科手术史、感染史、继发性不孕或闭经和月经不调等；②妇科检查和诊刮：行宫腔探针检查、宫颈扩张和诊刮，以了解内膜改变情况；③子宫输卵管造影：了解宫腔情况；④宫腔镜：宫腔镜是 IUA 最可靠的诊断手段，同时可进行治疗。宫腔镜下可根据宫腔闭塞的程度进行分度。轻度：少于 1/4 宫腔，有致密粘连，宫底和输卵管开口仅少许粘连或未波及。中度：约 3/4 宫腔有粘连，但宫壁未粘着，宫底及两侧输卵管开口部分闭锁。重度：3/4 以上宫腔厚实粘连，宫壁粘着，输卵管开口及宫底粘连。

4.子宫肌瘤引起的子宫性不孕

子宫肌瘤为最常见的妇科良性肿瘤，其合并不孕的概率达 27%。但作为不孕的唯一因素，仅占 2%左右。子宫肌瘤多发于孕龄女性，故其在不孕症治疗中仍值得注意。

（1）临床表现：有月经失调（包括月经过多、经期延长、月经频发等，多见于黏膜下或肌壁间肌瘤）、下腹痛（坠痛、腰背痛、急腹症）、压迫症状（尿频、便秘等）、不孕及自然流产、盆腔包块、继发性贫血以及较为罕见的红细胞增多症和低血糖症。

（2）诊断：结合病史、症状、体征和超声检查，可以对绝大多数肌瘤做出正确诊断。此外，常规的诊断性刮宫可以帮助了解宫腔情况，并了解子宫内膜的病理性质。通过宫腔镜可在直视下观察宫腔内病变，并切除黏膜下肌瘤。在诊断不明确时，可行腹腔镜检查以明确诊断。磁共振（MRI）对子宫肌瘤的诊断尤为得力，优于B超检查和CT检查。它能清楚地显示肌瘤的部位及数目，对小肌瘤（0.5～1cm）也可辨别清楚，还可显示肌瘤退行性变性，如玻璃样变性、钙化等，但价格昂贵。

5.子宫内异物引起的子宫性不孕

（1）临床表现：有相应的宫腔操作史或病理性妊娠史，如流产、胎盘粘连、植入史等；原发或继发性不孕；月经失调，如月经过多、经期延长、经间期出血、痛经等；下腹坠痛，白带增多，性交后出血；子宫正常或轻度增大，有压痛。

（2）诊断：根据病史、症状、体征，应考虑到有宫腔异物残留的可能，进一步行超声检查及HSG，可发现宫腔内异常实性强回声光团或充盈缺损、宫腔形态异常、内膜线不规整等表现。探宫腔可初步了解宫腔内情况；宫腔镜可在直视下观察病变；诊断性刮宫可进行病理诊断。

（二）鉴别诊断

不同原因引起的子宫性不孕之间的鉴别诊断，鉴别方法可参考诊断内容。

三、治疗

（一）子宫畸形

1.手术矫形

子宫畸形修复手术的最常见和效果最好的适应证是对称型双角子宫。凡反复流产的这类患者均应及早施术。把两个分开的子宫角，从一侧宫角至对侧宫角做一横切口，对半切开肌壁，将左右两侧切口面对缝一起。术后分娩活婴者可达60%～85%。Makino对233例患者行子宫重建术，术后妊娠成功率达84%。残角子宫内有积血引起临床症状时，可切除残角。子宫畸形经手术治疗后妊娠者，应注意避免流产，并应严密观察，以防止子宫自发破裂。分娩时根据胎位及产程进展等情况，选择分娩方式，应大大放宽剖宫产指征。应注意防止产后流血和产褥感染，阴道分娩时要警惕胎盘滞留。同时合并泌尿系统、下消化道畸形也可行相应的矫形手术。

2.内分泌治疗

采用性激素人工周期疗法、促排卵疗法、甲状腺素和抗催乳素等,以促进生殖器官发育。

3.孕期严密监测

子宫畸形患者,特别是矫形术后患者,如已妊娠,应加强孕期保健,如卧床休息、加强营养、保胎治疗、抑制宫缩等。

(二)感染因素引起的子宫性不孕

(1)若有明显诱因,则将其去除。

(2)抗生素,针对病原体和药敏试验选择敏感抗生素,必要时联合用药。子宫内膜炎以全身治疗为主。对于慢性内膜炎、颈管炎有粘连、积脓者,应行颈管扩张、引流及宫腔抗生素注药或低压灌注。

(3)对于子宫内膜息肉,可行直视下、宫腔镜下手术切除。对于发生宫颈管或宫腔粘连者,应行宫颈扩张或宫腔镜下粘连分解术。

(三)宫腔粘连引起的子宫性不孕

可在宫颈扩张后用探针或在宫腔镜直视下,钝性或锐性分离粘连,之后放置 IUD 或 Folley 导尿管扩张宫腔并留置 10d,以防止再粘连。术后除抗生素预防感染外,还可加用雌-孕激素人工周期治疗。2 个月后复查 HSG 或宫腔镜。

(四)子宫肌瘤引起的子宫性不孕

子宫肌瘤性不孕的治疗需根据患者的年龄和生育要求,肌瘤的大小、数目、部位及患者的全身情况而定。

1.保守治疗

(1)适应证:年龄小于 35 岁,希望生育,浆膜下肌瘤,子宫小于 10 周妊娠大小,肌瘤生长缓慢,双侧输卵管通畅或可望疏通者,肌瘤直径小于 6cm 而无变性,月经改变不明显者。

(2)方法:包括期待疗法和药物治疗。对于子宫不到 10 周妊娠大小,无临床症状,尚不急于妊娠者可采用定期随访观察的期待疗法。有临床症状者应给予药物治疗。

(3)常用药物:①米非司酮(RU-486):20世纪80年代研究成功的抗孕激素药物。它可与靶细胞内孕激素受体和肾上腺素受体竞争结合,导致孕激素受体下调,抑制子宫肌瘤及子宫肌细胞的生长。近年来国内外学者对其使用剂量做了多项试验,多认为每日口服10mg,连续3个月为较理想的治疗剂量,且适宜于术前用药以缩小瘤体,纠正贫血,减轻盆腔充血;②促性腺激素释放激素激动药:大剂量连续或长期非脉冲式给药可产生垂体功能的降调节,抑制FSH和LH的分泌,降低雌二醇水平,造成药物性闭经,抑制肌瘤生长并使其缩小。给药方式有鼻腔喷洒、皮下注射、肌内注射或植入等。

2.介入治疗

运用Sddinger技术行经皮股动脉穿刺,超声选择栓塞双侧肌瘤供应血管,使肌瘤缺血萎缩、坏死并吸收,可达到保留子宫、保留生育能力的目的,且创伤及不良反应小。目前已有此方面的许多经验报道,但临床上仍需积累更多经验,以观察其近远期效果、适应证及优缺点等。

(五)子宫内异物引起的子宫性不孕

用抗生素治疗子宫炎症,经宫腔镜或手术取出或切除异物。

四、预防与调护

(1)提倡计划生育,避免多次人工、药物流产和引产。

(2)注意个人卫生,积极防治生殖道炎症。

(3)积极治疗月经失调,预防和治疗癥瘕。

(4)注意情志调摄,保持心情舒畅。

(5)饮食有节,忌生冷肥甘厚味,戒酒,避免不适当的节食减肥。

(6)对男女双方进行宣教,和睦相处,增加受孕机会。

第二章 正常分娩

第一节 分娩动因

分娩发动的确切原因至今尚不清楚，分娩是一个复杂的生理活动，单一学说难以完整地阐明，目前公认为多因素综合作用的结果，可能与以下学说有关。

一、机械性理论

子宫在妊娠早、中期处于静息状态，对机械性和化学性刺激不敏感。妊娠末期，宫腔容积增大，子宫壁伸展力及张力增加，宫腔内压力升高，子宫肌壁和蜕膜明显受压，肌壁的机械感受器受到刺激，尤其是胎先露部压迫子宫下段及宫颈发生扩张的机械作用，通过交感神经传至下丘脑，使神经垂体释放缩宫素，引起子宫收缩。过度增大的子宫如双胎妊娠、羊水过多常导致早产支持机械性理论。但发现母血中缩宫素值增高却是在分娩发动之后，故不能认为机械性理论是分娩发动的始发原因。

二、内分泌控制理论（母体的内分泌调节）

（一）前列腺素（PG）

PG对分娩发动起重要作用。现已确认PG能诱发宫缩并能促进宫颈成熟，但其合成与调节步骤尚不确切了解。妊娠子宫的蜕膜、羊膜、脐带、血管、胎盘及子宫肌肉都能合成和释放PG，胎儿下丘脑、垂体、肾上腺系统也能产生PG。因PG进入血液循环中迅速灭活，能够引起宫缩的PG必定产生于子宫本身。在妊娠末期临产前，孕妇血浆中的PG前身物质花生四烯酸、磷酸酯酶A2均明显增加，在PG合成酶的作用下使PG逐渐增多，作用于子宫平滑肌细胞内丰富的PG受体，使子宫收缩，导致分娩发动。

(二)缩宫素及缩宫素受体

缩宫素有调节膜电位,增加肌细胞内钙离子浓度,增强子宫平滑肌收缩的作用;缩宫素作用于蜕膜受体,刺激前列腺素的合成和释放。足月妊娠特别是临产前子宫缩宫素受体显著增多,增强子宫对缩宫素的敏感性。但此时孕妇血液中缩宫素值并未升高,则不能认为缩宫素是分娩发动的始发原因。

(三)雌激素和孕激素

妊娠末期,雌激素能兴奋子宫肌层,使其对缩宫素敏感性增加,产生规律宫缩,但无足够证据证实雌激素能发动分娩,雌激素对分娩发动的影响可能与前列腺素增多有关。孕激素能使妊娠期子宫维持相对静息状态,抑制子宫收缩。既往认为黄体酮撤退与分娩发动相关,近年来观察分娩时产妇血液中未发现黄体酮水平明显降低。

(四)内皮素(ET)

ET是子宫平滑肌的强诱导剂,子宫平滑肌有ET受体。通过自分泌和旁分泌形式,直接在产生ET的妊娠子宫局部对平滑肌产生明显收缩作用,还能通过刺激妊娠子宫和胎儿胎盘单位,使合成和释放PG增多,间接诱发分娩。

(五)胎儿方面

动物实验证实,胎儿下丘脑-垂体-肾上腺轴及胎盘、羊膜和蜕膜的内分泌活动与分娩发动有关。胎儿随妊娠进展需氧气和营养物质不断增加,胎盘供应相对不足,胎儿腺垂体分泌促肾上腺皮质素(ACTH),刺激肾上腺皮质产生大量皮质醇,皮质醇经胎儿胎盘单位合成雌激素,促使蜕膜内PG合成增加,从而激发宫缩。但临床试验发现未足月孕妇注射皮质醇并不导致早产。

三、神经递质理论

子宫主要受自主神经支配,交感神经能兴奋子宫肌层的α肾上腺素能受体,促使子宫收缩。5-羟色胺、缓激肽、前列腺素衍生物以及细胞内的Na^+、Ca^{2+}浓度增加,均能增强子宫收缩。但自主神经在分娩发动中起何作用，至今因分娩前测定上述物质值并无明显改变而无法肯定。

综上所述，妊娠末期的机械性刺激、内分泌变化、神经递质的释放等多种因素使妊娠稳态失衡，促使子宫下段形成和宫颈逐渐软化成熟，子宫下段及成熟宫颈受宫腔内压力而被动扩张，继发前列腺素及缩宫素释放，子宫肌细胞内钙离子浓度增加和子宫肌细胞间的间隙连接的形成，使子宫由妊娠期的稳定状态转变为分娩时的兴奋状态，子宫肌出现规律收缩，形成分娩发动。分娩发动是一个复杂的综合作用的结果，这一综合作用的主要方面就是胎儿成熟。最近研究发现成熟胎儿有通过羊水、羊膜向子宫传递信号的机制。

第二节　决定分娩的因素

决定分娩的因素是产力、产道、胎儿及精神心理因素，若上述各因素均正常并能相互协调，胎儿经阴道顺利自然娩出，称为正常分娩。

一、产力

将胎儿及其附属物由子宫内逼出的力量，称为产力。产力包括子宫收缩力（简称宫缩）、腹肌及膈肌收缩力（统称腹压）和肛提肌收缩力。

（一）子宫收缩力

子宫收缩力是临产后的主要产力，贯穿分娩的全过程。临产后的正常宫缩能使宫颈管变短直至消失、宫口扩张、胎儿先露部下降、胎儿胎盘娩出。正常宫缩具有以下特点。

1.节律性

临产的重要标志为出现节律性宫缩。正常宫缩是宫体肌不随意、规律的阵发性收缩，且伴有疼痛的感觉。每次收缩由弱到强（进行期），持续一段时间（极期），然后逐渐减弱（退行期），直至宫缩完全消失进入间歇期，间歇时子宫肌肉松弛。阵缩如此反复直至分娩结束。

临产后随产程的进展，宫缩持续时间逐渐延长，由临产开始时的 30s 延长至宫口开全后的 60s；间歇期逐渐缩短，由临产开始时的 5~6min 缩短至宫口开全后的 1~2min。宫缩强度也随产程进展逐渐加强，宫缩时的宫腔内压力在临产初期为 25~30mmHg，第一产程末增至 40~60mmHg，于第二产程可达 100~150mmHg，而间歇期宫腔压力仅为 6~12mmHg。宫缩时子宫肌壁血管及胎盘受压，子宫血流量及胎盘绒毛间隙的血流量减少；间歇期，子宫肌肉松弛，子宫血流量恢复到原来水平，胎盘绒毛间隙的血流重新充盈，胎儿得到充足的氧气供应，对胎儿有利。

2.对称性和极性

正常宫缩受起搏点控制起自两侧宫角部，左右对称，协调的向宫底中间集中，而后向下扩散，速度为 2cm/s，约在 15s 内均匀协调地扩散至整个子宫，称为宫缩的对称性。宫缩以宫底部最强且持续时间最长，向下则逐渐减弱，称为宫缩的极性。宫底部收缩力的强度约为子宫下段的 2 倍，此为宫缩的极性。

3.缩复作用

宫体平滑肌与身体其他部位的平滑肌和骨骼肌有所不同，即宫缩时，宫体部肌纤维缩短变宽，间歇期宫体部肌纤维虽又重新松弛，但不能完全恢复到原来的长度，随着产程进展，经过反复收缩，宫体部肌纤维越来越短，称为缩复作用。缩复作用使宫腔逐渐缩小，迫使胎先露部逐渐下降及宫颈管逐渐缩短直至消失。

（二）腹肌及膈肌收缩力

腹肌及膈肌收缩力是第二产程娩出胎儿的重要辅助力量。当宫口开全时，胎先露部下降至阴道。每当宫缩时，前羊水囊或胎先露部压迫直肠及盆底组织，引起反射性排便感。产妇表现为主动屏气，向下用力，腹肌及膈肌强力收缩使腹内压增高，配合子宫收缩力，促使胎儿娩出。合理使用腹压的关键时机是在第二产程，特别是在第二产程末期子宫收缩时运用最有效，过早用力腹压则会使产妇疲劳和宫颈水肿，导致产程延长。腹肌及膈肌收缩力在第三产程还可协助已剥离的胎盘娩出。

（三）肛提肌收缩力

肛提肌收缩力可协助胎先露部在骨盆腔进行内旋转的作用。当胎头枕部下降至耻骨弓下时，能协助胎头仰伸及娩出；当胎盘降至阴道内时，能协助胎盘娩出。

二、产道

产道是指胎儿娩出的通道，分为骨产道、软产道两个部分。

（一）骨产道

骨产道指真骨盆，是产道的重要组成部分，其大小、形状与胎儿能否顺利娩出有着密切的关系。为便于了解分娩时胎先露通过骨产道的过程，将骨盆分为3个假想平面，每个平面又有多条径线组成。

1.骨盆入口平面

骨盆入口平面为骨盆腔上口，呈横椭圆形。其前方为耻骨联合上缘，两侧为髂耻缘，后方为骶岬上缘。有4条径线。

（1）入口前后径：真结合径。耻骨联合上缘中点至骶岬上缘正中间的距离，正常值平均为11cm，其长短与分娩有着密切的关系。

（2）入口横径：左右两髂耻缘间最宽距离，正常值平均为13cm。

（3）入口斜径：左右各一。左斜径为左骶髂关节至右髂耻隆突间的距离；右斜径为右骶髂关节至左髂耻隆突间的距离，正常值平均为12.75cm。

2.中骨盆平面

中骨盆平面为骨盆的最小平面，是骨盆腔最狭窄部分，呈前后径长的椭圆形。其前为耻骨联合下缘，两侧为坐骨棘，后为骶骨下端。有2条径线。

（1）中骨盆前后径：耻骨联合下缘中点通过两侧坐骨棘连线中点至骶骨下段间的距离，正常值平均为11.5cm。

（2）中骨盆横径：也称为坐骨棘间径。为两坐骨棘间的距离，正常值平均为10cm，其长短与分娩机制关系密切。

3.骨盆出口平面

骨盆出口平面为骨盆腔下口，由两个在不同平面的三角形组成。两个三角形共同的底边为坐骨结节间径。前三角形的顶端为耻骨联合下缘，两侧为左右耻骨降支；后三角形的顶端为骶尾关节，两侧为左右骶结节韧带。有4条径线。

（1）出口前后径：耻骨联合下缘至骶尾关节间的距离，正常值平均为11.5cm。

（2）出口横径：也称为坐骨结节间径。两坐骨结节末端内侧缘间的距离，正常值平均为9cm，其长短与分娩机制关系密切。

（3）出口前矢状径：耻骨联合下缘至坐骨结节间径中点的距离，正常值平均为6cm。

（4）出口后矢状径：骶尾关节至坐骨结节间径中点间的距离，正常值平均为8.5cm。若出口横径稍短，而出口后矢状径较长，两径之和＞15cm，正常大小的胎头可通过后三角区经阴道娩出。

4.骨盆轴

骨盆轴是连接骨盆各平面中点的一条假想曲线。正常的骨盆轴上段向下向后，中段向下，下段向下向前，经阴道分娩时，胎儿沿骨盆轴娩出，助产时也应根据此轴的方向协助胎儿娩出。

5.骨盆倾斜度

骨盆倾斜度指妇女直立时，骨盆入口平面与地平面所形成的角度，一般为60°。若倾斜角度过大，将影响胎头衔接。

（二）软产道

软产道是由子宫下段、宫颈、阴道及骨盆底软组织构成的弯曲通道。

1.子宫下段的形成

由非孕时长约1cm的子宫峡部随妊娠进展逐渐被拉长，妊娠12周后已扩展成宫腔的一部分，至妊娠末期形成子宫下段。临产后子宫收缩使子宫下段进一步拉长达7～10cm，肌壁变薄成为软产道的一部分。由于子宫肌纤维的缩复作用，子宫体部肌壁越来越厚，子宫下段肌壁被牵拉得越来越薄。由于子宫体和子宫下段的肌壁厚薄不同，在两者间的子宫内面有一环状隆起，称为生理缩复环。

2.宫颈的变化

（1）宫颈管消失：临产前宫颈管长2～3cm，临产后由于规律宫缩的牵拉、胎先露部及前羊水囊的直接压迫，宫颈内口向上向外扩张，宫颈管呈漏斗形，随后逐渐变短、消失，成为子宫下段的一部分。初产妇多数是宫颈管先消失，而后宫颈外口扩张；经产妇则多数是宫颈管消失与宫颈外口扩张同时进行。

（2）宫口扩张：临产前宫颈外口仅能容1指尖，经产妇可容1指。临产后，在子宫收缩和反复牵拉、前羊水囊压迫和破膜后胎先露直接压迫下，宫口逐渐扩张，直至宫口开全（宫颈口直径约10cm）。

3.骨盆底、阴道及会阴体的变化

前羊水囊及胎先露部下降使阴道上部扩张，破膜后胎先露部进一步下降直接压迫骨盆底，使软产道下段扩张成为一个向前弯曲的通道，阴道黏膜皱襞展平使腔道加宽。肛提肌肌束分开，向下、向两侧扩展，肌纤维拉长，5cm厚的会阴体变成2～4mm，以利于胎儿通过。临产后，会阴体虽能承受一定压力，但若分娩时会阴保护不当，也易造成裂伤。

三、胎儿

在分娩过程中，除产力、产道因素外，胎儿能否顺利通过产道，还取决于胎儿大小、胎位及有无胎儿畸形。

（一）胎儿大小

胎儿大小是决定分娩难易的重要因素之一。胎儿过大致胎头径线过大，或胎儿过熟使胎头不易变形时，即使骨产道正常，也可出现相对性头盆不称，造成难产。胎头主要径线有以下几种。

1.双顶径

双顶径是胎头最大横径,为两顶骨隆突间的距离。妊娠足月时平均值约为 9.3cm。临床上常用 B 型超声检测此值估计胎儿大小。

2.枕额径

枕额径为鼻根,上方至枕骨隆突间的距离,胎头以此径衔接,妊娠足月时平均值约为 11.3cm。

3.枕下前囟径

又称为小斜径,为前囟中央至枕骨隆突下方间的距离,胎头俯屈后以此径通过产道,妊娠足月时平均值 9.5cm。

4.枕颏径

又称为大斜径,为颏骨下方中央至后囟顶部间的距离,妊娠足月平均值 13.3cm。

（二）胎位

产道为一纵行管道。若为纵产式（头先露或臀先露）时,胎体纵轴与骨盆轴一致,容易通过产道。枕先露是胎头先通过产道,较臀先露易娩出,矢状缝和囟门是确定胎位的重要标志。头先露时,在分娩过程中颅骨重叠,胎头周径变小有利于胎头娩出;臀先露时,较胎头周径小且软的胎臀先娩出,阴道未经充分扩张,胎头娩出时无变形机会,使胎头娩出发生困难;肩先露时,胎体纵轴与骨盆轴垂直,妊娠足月胎儿不能通过产道,对母儿威胁极大。

（三）胎儿畸形

若胎儿畸形造成胎儿某一部分发育异常,如脑积水、连体儿等,由于胎头或胎体过大,常发生难产。

四、精神心理因素

影响分娩的因素除产力、产道、胎儿之外,还包括产妇的精神心理因素。分娩对产妇是一种持久的、强烈的应激源,可产生生理上及心理上的应激,产妇的精神心理因素可影响机体内部的平衡、适应力和产力。紧张、焦虑、恐惧等不良精神心理状态，可导致呼吸急促，气体交换不足，心率加快，循环功能障碍，神经内分泌发生异常，交感神经兴奋，使子宫收缩乏力，产程延长，造成难产；子宫胎盘血流量减少，胎儿缺血缺氧，出现胎儿窘迫。

在分娩过程中，产科工作者应耐心安慰产妇，鼓励产妇进食，保持体力，讲解分娩是生理过程，教会产妇掌握必要的呼吸技术和躯体放松技术，尽可能消除产妇的焦虑和恐惧心情。同时，开展家庭式产房，允许丈夫或家人陪伴分娩，以便顺利度过分娩过程。

第三节 枕先露正常分娩机制

一、定义

胎儿先露部随骨盆各平面的不同形态，被动地进行系列的适应性转动，以其最小径线通过产道的全过程，称为分娩机制。

枕先露分娩占头位分娩总数的95.75%～97.75%，其中以枕左前位最多见。如前所述，骨盆轴方向代表胎儿娩出的路线，是通过骨盆各假想平面中点的连接线，上段向下、向后，中段向下，下段向下、向前。且骨盆入口平面横径大于斜径大于前后径，中骨盆平面和骨盆出口平面均为前后径大于横径。分娩时，胎儿适应骨盆的特点在下降过程中被动地进行衔接、俯屈、内旋转、仰伸、复位、外旋转，以胎头最小径线通过产道，从而完成分娩过程。

二、枕先露正常分娩机制

以枕左前位为例，枕先露正常分娩机制如下。

（一）衔接

胎头双顶径进入骨盆入口平面，胎儿颅骨最低点接近或达到坐骨棘水平，称为衔接。胎头进入骨盆入口时呈半俯屈状态,以枕额径(11.3cm)衔接,由于枕额径大于骨盆入口前后径(11cm),胎头矢状缝坐落在骨盆入口的右斜径(12.75cm)上,胎儿枕骨在骨盆左前方。

部分初产妇可在预产期前1～2周内胎头衔接。若初产妇分娩开始而胎头仍未衔接,应警惕有无头盆不称。经产妇多于临产后胎头衔接。

(二)下降

下降指胎头沿骨盆轴前进的动作。下降呈间歇性,贯穿于整个分娩过程中,与其他动作相伴随。促使胎头下降的动力有以下几个方面:

(1)宫缩时通过羊水传导的压力由胎轴传至胎头。

(2)宫缩时子宫底直接压迫胎臀。

(3)腹肌收缩的压力。

(4)胎体由弯曲而伸直、伸长,使胎头下降。

初产妇因为子宫颈扩张缓慢以及盆底软组织大,故胎头下降的速度较经产妇慢。临床上将胎头下降的程度作为判断产程进展的重要标志。随着胎头下降过程,胎儿受骨盆底的阻力作用,同时发生俯屈、内旋转、仰伸、复位及外旋转等分娩动作。

(三)俯屈

胎头衔接进入骨盆入口时,呈半俯屈状态。当胎头以枕额径(11.3cm)进入骨盆腔后沿骨盆轴继续下降至骨盆底,处于半俯屈状态的胎头枕部遇肛提肌的阻力,借杠杆作用进一步俯屈,胎头下颌紧贴于胸部,变胎头衔接时的枕额径为枕下前囟径(9.5cm),以胎头最小径线适应产道的最大径线继续下降。

(四)内旋转

当胎头沿骨盆的纵轴旋转,使矢状缝与中骨盆及骨盆出口前后径相一致以适应中骨盆平面及出口平面前后径大于横径的特点,此过程称为内旋转。胎头的内旋转动作一般于第一产程末完成。

枕先露时,胎儿的枕部位置最低,枕左前位时遇到骨盆底肛提肌的阻力,肛提肌收缩将胎儿枕部推向骨盆阻力较小、空间较宽的前方，向前向中线旋转45°，使胎头小囟门转至耻骨弓下方。

（五）仰伸

胎头到达阴道外口后，宫缩、腹肌及膈肌的收缩力迫使胎头继续下降，而骨盆底肛提肌收缩力又将胎头向前推进，上下合力共同作用使胎头沿骨盆轴下段向下向前，再转向上，当胎头的枕骨下部到达耻骨联合下缘时，以耻骨弓为支点，胎头逐渐仰伸，胎头的顶、额、鼻、口、颏相继娩出。当胎头仰伸时，胎儿双肩径处在骨盆入口左斜径上。

（六）复位

胎头娩出时，胎儿双肩径沿骨盆左斜径下降。胎头娩出后，枕部向左旋转45°，使胎头与胎肩保持正常位置，这一过程称为复位。

（七）外旋转

胎头娩出后，胎肩在骨盆腔内继续下降时向中线旋转45°，使双肩径与骨盆出口前后径一致，而胎头为保持其矢状径与胎肩径的垂直关系随即在外继续向左转动45°，称为外旋转。

（八）胎儿娩出

当胎头完成外旋转后，前肩（右肩）在耻骨弓下先娩出，随即后肩（左肩）从会阴前缘顺利娩出。胎头是胎体周径最大的部分，亦是分娩最困难的部分，当胎头及胎肩娩出后，胎体及四肢顺势滑出产道。

第四节 分娩的临床经过及处理

一、先兆临产

分娩发动之前，往往出现一些预示孕妇不久将临产的症状，称为先兆临产。

（一）不规则子宫收缩

孕妇临产前 1~2 周子宫的敏感性增加。常发生不规则收缩，但不逐渐增强，也不使子宫颈扩张和胎先露下降，故又称为假临产。

（二）胎儿下降感

胎儿下降感是指多数初孕妇可在分娩前 2~3 周有胎儿下降感觉，上腹部较前期舒适，进食量增多，呼吸较轻快，此为胎先露下降进入骨盆上口使宫底下降的原因。因为压迫膀胱，所以常引起尿频的症状。

（三）见红

分娩开始前的 24~48h 内，由于宫颈内口附近的胎膜与子宫壁分离，毛细血管破裂，引起少量出血，并与宫颈管的黏液相混而排出的血性分泌物称为见红，是分娩即将开始的一个比较可靠的征象。如果出血多应警惕前置胎盘和胎盘早剥等异常情况。

二、临产的诊断

临产开始的主要标志是指有规律的子宫收缩且逐渐增强，持续 30s 或以上间歇 5~6min，宫颈管消失，伴有进行性宫颈扩张和胎先露下降。

三、产程分期

分娩的全过程是指从规律性子宫收缩开始到胎儿及附属物娩出为止，简称总产程。临床一般将其划分为三个产程。

第一产程：又称宫颈扩张期。从规律宫缩开始到子宫颈口开全为止，初产妇约 12~16h，经产妇 6~8h。

第二产程：又称胎儿娩出期。从子宫颈开全（10cm）到胎儿娩出为止，初产妇 1~2h，经产妇数分钟至 1h。

第三产程：又称胎盘娩出期。从胎儿娩出到胎盘娩出为止，5~15min，不应超过 30min。

四、分娩的临床经过

（一）第一产程的临床经过

1.规律宫缩

产程开始时，宫缩持续时间较短（约30s），间歇期较长（5~6min）。随着产程进展，宫缩持续时间逐渐延长（50~60s），间歇时间逐渐缩短（2~3min）；到宫颈口近乎开全时，间歇时间仅1~2min，持续时间可达1min或1min以上。

2.子宫颈口扩张

随着子宫收缩增强，子宫颈口逐渐扩张、胎先露逐渐下降。子宫颈口扩张的规律是先慢后快，可分为两期。

（1）潜伏期：从规律宫缩到宫颈口开大3cm，平均每2~3h开大1cm，约需8h，超过16h为潜伏期延长。

（2）活跃期：从子宫颈口扩张3cm到子宫颈口开全，此期又分为加速阶段、最大倾斜阶段和减速阶段。此期扩张速度明显加快，平均约4h，超过8h为活跃期延长。

若不能如期扩张，多因宫缩乏力、胎位不正、头盆不称等原因。当宫口开全时，宫口边缘消失，子宫下段及阴道形成宽阔管腔。

3.胎先露下降

在观察宫颈扩张的同时，要注意胎先露下降的程度，以坐骨棘平面为标志判断先露高低。

为细致观察产程进展，及时检查记录结果，及早处理异常情况，目前临床上多绘制产程图。产程图是以临产时间（h）为横坐标，以宫口扩张程度（cm）为纵坐标在左侧，先露下降程度（cm）在右侧，画出的宫口扩张曲线和胎头下降曲线，对产程进展可一目了然。

4.胎膜破裂

简称破膜。随着宫缩逐渐增强，当羊膜腔压力增加到一定程度时自然破膜。破膜多发生在宫口近乎开全时。

（二）第二产程的临床经过

第二产程子宫收缩频而强，宫口开全，胎膜已破，胎头降至阴道口，会阴逐渐膨隆，变薄，肛门隆起。胎头下降压迫直肠时，产妇有排便感，不由自主地向下屏气，在宫缩时胎头露出于阴道口，间歇时又缩回，称为胎头拨露。经过几次拨露以后，胎头双顶径越过骨盆下口（骨盆出口），宫缩间歇时不再回缩，称为胎头着冠。此后，胎头会发生仰伸、复位及外旋转等动作，继之胎肩、胎体娩出，羊水随着涌出，第二产程结束。

（三）第三产程的临床检查

胎儿娩出后，子宫底降至脐平，子宫收缩暂时停止，产妇感到轻松。几分钟后，宫缩重新又开始，促使胎盘剥离娩出。由于子宫腔容积突然缩小，胎盘与子宫壁发生错位而剥离，然后排出。

胎盘剥离的征象有：①子宫底上升，子宫收缩呈球形；②阴道少量流血；③阴道口外露的脐带自行下降延伸；④用手掌足侧在耻骨联合上方按压子宫下段时，子宫体上升而外露的脐带不再回缩。

胎盘剥离及排出方式有两种：①胎儿面娩出式：特点是胎盘从中央开始剥离，胎盘后血肿逐渐扩大，而后边缘剥离，胎盘的子体面首先露出阴道口，胎盘娩出后，才有少量阴道流血。这种方式多见，出血量较少。②母体面娩出式：特点是胎盘从边缘开始剥离，血液沿剥离面流出，娩出时以胎盘母体面先露出阴道口，先有较多阴道流血，而后胎盘排出。这种方式少见。

五、分娩各产程的处理及护理

（一）第一产程的处理及护理

1.询问病史

对未做产前检查者，应全面询问病史，完整填写产科记录表。包括孕产史、既往病史、遗传病史、本次妊娠及临产后的情况。

2.查体

除重点了解产妇呼吸循环系统的功能状况外，还必须全面进行产科检查。必要时尚需采取辅助诊断，如超声检查和某些化验检查。

3.一般处理

（1）沐浴更衣：产妇入院后，估计距分娩时间还长，可进行沐浴或擦浴，更衣后进入待产室待产。

（2）外阴皮肤准备：剃去阴毛，然后用温肥皂水和清水将外阴部皮肤洗净。

（3）灌肠：初产妇宫颈口开大3~4cm，经产妇宫颈口开大2cm以前，子宫收缩不是很强，可用温肥皂水灌肠，清理直肠内的大便，使先露部易于下降，并避免污染，又可反射性地刺激子宫收缩，加速产程进展。但如患者有阴道流血、胎位异常、剖宫产史、子宫收缩过强、先兆早产、胎儿窘迫、严重心脏病及妊娠高血压综合征等情况，禁忌灌肠。

（4）其他：胎头已入盆而宫缩不强者，可在室内活动，有助于产程进展；鼓励产妇少量多次进食以及时补充分娩时大量消耗的能量和水分。对于食少或呕吐、出汗多、尿少及产程进展缓慢者，应适当给予静脉补充；定时排尿，以免充盈的膀胱影响产程进展；给产妇适当的精神关怀。

4.观察产程

（1）子宫收缩情况：可通过胎儿监护仪或腹部检查观察子宫收缩的持续时间、间歇时间、强度，并加以记录。

（2）胎心：临产后每隔1~2h在子宫收缩间歇时听一次胎心音，随着产程进展，应半小时听一次，并记录其速率、强弱、规律性，如果胎心音由强变弱或超过160次/min、少于120次/min，均提示胎儿宫内窘迫，应给产妇吸氧并寻找原因进行处理。

（3）宫颈扩张及胎先露下降情况：通过肛门检查了解。方法是让产妇两腿屈曲分开，检查者右手示指戴橡皮指套或手套涂少量润滑剂，轻轻插入肛门，了解宫颈软硬、厚薄、宫颈扩张程度、胎膜有无破裂、胎先露及其高低、骨盆情况。检查次数不宜过多，临产初期每 4h 检查 1 次，经产妇或宫缩较紧者，间隔应适当缩短。

胎先露下降的程度以颅骨最低点与坐骨棘水平的关系为标志。

（4）破膜情况：破膜后立即听胎心并记录破膜时间，注意羊水性质、颜色和量及有无并发脐带脱垂，破膜后胎头尚未入盆或胎位异常者，应绝对卧床休息，抬高床尾，并保持外阴清洁。破膜超过 12h 者，给予抗生素预防感染。

（5）准备接生：初产妇宫口开全，经产妇宫口开大 3～4cm，应护送至分娩室准备接生。

（二）第二产程的处理及护理

此期的处理及护理对产妇和胎儿的预后极为重要。

1. 准备接生

产妇取仰卧位后，两腿屈曲分开，在臀下放一便盆或橡皮垫，先将消毒棉球或纱布球堵于阴道口，以防冲洗液进入阴道，然后用无菌肥皂水棉球擦外阴，再用温开水冲洗干净，冲洗顺序是自上而下，先周围后中间，冲洗后用棉球或纱布擦干，用 0.1%苯扎溴铵进行消毒，消毒顺序是先中间后周围。消毒完毕，撤去便盆，以无菌巾铺于臀下。接生者按外科手术要求，消毒、穿接生衣、戴无菌手套，站在产妇右侧，先铺大单于产妇臀下，再相继穿腿套，铺消毒巾，并准备好接生用品。

2. 指导产妇正确使用腹压

宫口开全后，应指导产妇正确使用腹压，以加速产程进展。此时，可将产妇两腿屈曲，足蹬于床上，两手抓紧床边把手，每当宫缩时让产妇深吸一口气，然后缓慢持久地向下屏气用力，宫缩间歇时全身放松，安静休息，以恢复体力。当胎头将要着冠时，告诉产妇不要用力过猛，以免引起会阴裂伤，可在宫缩间歇时稍向下屏气，使胎头缓慢娩出。

3. 密切注意胎心音

此期宫缩频繁而强烈，通常应每 5～10min 听一次胎心音，必要时用胎儿监护仪观察胎心率及其基线变异。若发现确有异常，应立即做阴道检查，尽快结束分娩。

4.接生及保护会阴

保护会阴的原则是：协助胎头俯屈，让胎头以最小径线（枕下前囟径）在宫缩间歇时缓慢地通过阴道口，以防会阴裂伤。具体方法是：在会阴部盖上一块消毒巾，接生者右肘支在床上，右手拇指与其余四指分开，利用手掌大鱼际肌顶住会阴部，每当宫缩时向上内方托压，同时左手应轻轻下压胎头枕部，协助胎头俯屈和下降，宫缩间歇时，保护会阴的手稍放松，以免压迫过久引起会阴水肿。当胎头着冠，枕骨在耻骨弓下露出时，胎头即将娩出，是发生会阴裂伤的关键时期，右手不可离开会阴，同时嘱产妇在宫缩时不要用力屏气，反要张口哈气，让产妇在宫缩间歇时稍向下屏气，助产者左手帮助胎头仰伸，并稍加控制使胎头缓慢娩出。

胎头娩出后，助产者先用左手从胎儿鼻根部和颈前部捋向下颏，挤出口鼻腔的黏液和羊水，然后协助胎头复位和外旋转，继而左手轻轻下压胎头，使前肩娩出，再上托胎头，协助后肩娩出。双肩娩出后，才可以松开保护会阴的手，双手扶持胎儿躯干及下肢，使胎儿以侧屈姿势娩出。胎儿娩出后用盆或弯盘放于阴道口下方接流出的血液，以测量出血，记录胎儿娩出时间。

（三）第三产程的处理及护理

1.新生儿处理及护理

（1）清理呼吸道：胎儿娩出后，在距离脐轮约15cm处，分别用两把止血钳夹住脐带，在两钳之间将脐带剪断，再次清除口鼻腔内的黏液及羊水，可用洗耳球或吸痰管吸之。新生儿哭声响亮表示呼吸道通畅，可按Apgar评分法进行评分。此评分是以新生儿出生后的心率、呼吸、肌张力、喉反射及皮肤颜色五项体征为标准。

（2）处理脐带：用75%乙醇溶液消毒脐根部周围，在距脐轮上0.5cm处用脐带线结扎第一道，于第一道结扎线上的1cm处再结扎第二道，松紧要适度，以防止脐出血或脐带断裂。于第二道结扎线上0.5cm处剪断脐带，用2.5%碘酊或75%乙醇溶液消毒脐带残端，并用无菌纱布覆盖，脐绷带包扎。目前还有气门芯、脐带夹、血管钳等方法取代双重结扎脐带法,均获得脐带脱落快和减少脐带感染的良好效果。在处理时,要注意新生儿的保暖。

新生儿按以上步骤处理完毕,经详细的体格检查后,让产妇看清楚新生儿性别,擦净新生儿足底胎脂,采集新生儿左足印及产妇右手拇指印于新生儿病历上,系以标明新生儿性别、体重、出生时间、母亲姓名和床号的手腕带和包被,由助手送入新生儿室,用5%弱蛋白银或0.25%氯霉素滴眼液,预防眼炎。

(3)注意保暖:擦干新生儿体表的血迹和羊水,注意保暖。

2.协助胎盘娩出

胎盘剥离征象:①宫体变硬,由球形变为狭长形,宫底升高达脐上;②阴道少量出血;③阴道口外露的脐带自行下降延长;④接生者用左手掌尺侧缘轻压产妇耻骨联合上方,将宫体向上推,而外露的脐带不再回缩。确定胎盘已剥离后,让产妇稍加腹压,或接生者用手轻压宫底,另一只手轻轻牵拉脐带,使胎盘娩出。等胎盘排到阴道口时,即用双手托住胎盘向一个方向旋转,同时向外牵引,直至胎盘、胎膜全部娩出。

3.检查胎盘胎膜

将胎盘平铺在产床上,先用纱布擦去母体面血块,检查胎盘小叶有无缺损;然后提起胎盘,检查胎膜是否完整,胎儿边缘有断裂血管以及时发现副胎盘,如有残留组织,应在无菌操作下伸手入宫腔内取出残留组织,记录胎盘大小、脐带长度和出血量。

4.检查软产道

胎盘娩出后,用无菌纱布拭净外阴血迹,仔细检查会阴、小阴唇内侧、尿道口周围、阴道及宫颈有无裂伤。若有裂伤,应立即缝合。

5.加强产后观察预防产后出血

正常分娩出血量多数不足300mL。产后在产房继续观察产妇2h,注意子宫收缩、子宫底高度、阴道流血量、有无血肿、膀胱是否充盈等,测量血压、脉搏。若阴道流血量虽不多,但子宫收缩不良、子宫底上升者,表示宫腔内有积血,应挤压子宫底排出积血,并给予及时处理。产后2h,将产妇同新生儿送入同病室。

第三章 异常妊娠

正常妊娠时，胚胎必须着床在子宫腔的适当部位，并在宫腔内继续生长发育，至足月时临产并分娩。种植部位不在宫腔内或在宫内生长发育的时间过短或过长，即为异常妊娠，对母胎可造成一定的影响。如果胚胎或胎儿在宫内生长发育的时间过短，即为自然流产或早产；如果胎儿在宫内生长的时间过长，即为过期妊娠；如果胚胎种植于宫腔以外部位即为异位妊娠。

第一节 自然流产

妊娠不足28周、胎儿体重不足1000g而终止者，称为流产。发生在妊娠12周前者，称为早期流产，而发生在妊娠12周或之后者，称为晚期流产。流产分为自然流产和人工流产。胚胎着床后31%发生自然流产，其中80%为早期流产。在早期流产中，约2/3为隐性流产，即发生在月经期前的流产，也称为生化妊娠。

（一）病因

病因包括胚胎因素、母体因素、父亲因素和环境因素。

1.胚胎因素

胚胎或胎儿染色体异常是早期流产最常见的原因，占50%～60%，而中期妊娠流产中约占1/3，晚期妊娠胎儿丢失中仅占5%。染色体异常包括数目异常和结构异常。其中数目异常以三体居首，常见的有13、16、18、21和22－三体，其次为X单体。三倍体及四倍体少见。结构异常引起流产并不常见，主要有平衡易位、倒置、缺失和重叠及嵌合体等。除遗传因素外，感染、药物等因素也可引起胚胎染色体异常。若发生流产，多为空孕囊或已退化的胚胎。少数至妊娠足月可能娩出畸形儿，或有代谢及功能缺陷。

2.母体因素

（1）全身性疾病：孕妇患全身性疾病，如严重感染、高热疾病、严重贫血或心力衰竭、血栓性疾病、慢性消耗性疾病、慢性肝肾疾病或高血压等，有可能导致流产。TORCH感染虽对孕妇影响不大，但可感染胎儿而导致流产。

（2）生殖器官异常：子宫畸形（如子宫发育不良、双子宫、双角子宫、单角子宫、子宫中隔等）、子宫肌瘤（如黏膜下肌瘤及某些壁间肌瘤）、子宫腺肌瘤、宫腔粘连等，均可影响胚胎着床发育而导致流产。宫颈重度裂伤、宫颈部分或全部切除术后、宫颈内口松弛等所致的宫颈功能不全，可引发胎膜早破而发生晚期自然流产。

（3）内分泌异常：女性内分泌功能异常（如黄体功能不全、高催乳素血症、多囊卵巢综合征等），甲状腺功能减退、糖尿病血糖控制不良等，均可导致流产。

（4）强烈应激与不良习惯：妊娠期无论严重的躯体（如手术、直接撞击腹部、性交过频）或心理（过度紧张、焦虑、恐惧、忧伤等精神创伤）的不良刺激均可导致流产。孕妇过量吸烟、酗酒，过量饮用咖啡、二醋吗啡（海洛因）等毒品，均有导致流产的报道。

（5）免疫功能异常：包括自身免疫功能异常和同种免疫功能异常。前者主要发生在抗磷脂抗体、抗β2糖蛋白抗体、狼疮抗凝血因子阳性的孕妇，临床上可仅表现为自然流产，甚至复发性流产，也可同时存在有风湿免疫性疾病（如系统性红斑狼疮等）；少数发生在抗核抗体阳性、抗甲状腺抗体阳性的孕妇。后者是基于妊娠属于同种异体移植的理论，母胎的免疫耐受是胎儿在母体内得以生存的基础。母胎免疫耐受有赖于孕妇在妊娠期间能够产生足够的针对父系人白细胞抗原（HLA）的封闭性因子。如夫妇的HLA相容性过大，可以造成封闭性因子缺乏，或自然杀伤细胞（NKcell）的数量或活性异常，均有可能是不明原因的复发性流产。

3.父亲因素

有研究证实精子的染色体异常可以导致自然流产。但临床上精子畸形率异常增高者是否与自然流产有关，尚无明确的依据。

4.环境因素

过多接触放射线和砷、铅、甲醛、苯、氯丁二烯、氧化乙烯等化学物质，均可能引起流产。

（二）病理

孕8周前的早期流产，胚胎多已先死亡，随后发生底蜕膜出血并与胚胎绒毛分离，已分离的胚胎组织如异物，可引起子宫收缩，妊娠物多能完全排出。因此时的胎盘绒毛发育不成熟，与子宫蜕膜联系尚不牢固，胚胎绒毛易与底蜕膜分离，出血不多。早期流产时胚胎发育异常，一类是全胚发育异常，即生长结构障碍，包括无胚胎、结节状胚、圆柱状胚和发育阻滞胚；另一类是特殊发育缺陷，以神经管畸形、肢体发育缺陷等最常见。

妊娠8～12周时胎盘绒毛发育茂盛，与底蜕膜联系较牢固，流产的妊娠物往往不易完整排出，部分妊娠物滞留在宫腔内，影响子宫收缩，从而导致出血量较多。

妊娠12周以后的晚期流产，胎盘已完全形成，流产时先出现腹痛，然后排出胎儿、胎盘。胎儿在宫腔内死亡过久，被血块包围，形成血样胎块而引起出血不止。也可因血红蛋白被吸收而形成肉样胎块，或胎儿钙化后形成石胎。其他还可见压缩胎儿、纸样胎儿、浸软胎儿、脐带异常等病理表现。

（三）临床表现

主要为停经后阴道流血和腹痛。

1.早期流产时，妊娠物排出前胚胎多已死亡。开始时绒毛与蜕膜剥离，血窦开放，出现阴道流血，剥离的胚胎和血液刺激子宫收缩，排出胚胎及其他妊娠物，产生阵发性下腹部疼痛。胚胎及其附属物完全排出后，子宫收缩，血窦闭合，出血停止。

2.晚期流产时，胚胎或胎儿排出前后往往还有生机，其原因多为子宫解剖异常，其临床过程与早产相似，胎儿娩出后胎盘娩出，出血不多；也有少数流产前胚胎或胎儿已死亡，其原因多非解剖因素所致，如严重胎儿发育异常、自身免疫异常、血栓前状态、宫内感染等。

早期流产的临床过程表现为先出现阴道流血，后出现腹痛。晚期流产的临床过程表现为先出现腹痛（阵发性子宫收缩），后出现阴道流血。

（四）临床类型

按自然流产发展的不同阶段，分为以下临床类型。

1.先兆流产

指妊娠28周前先出现少量阴道流血，常为黯红色或血性白带，无妊娠物排出，随后出现阵发性下腹痛或腰背痛。妇科检查宫颈口未开，胎膜未破，子宫大小与停经周数相符。经休息及治疗后症状消失，可继续妊娠；若阴道流血量增多或下腹痛加剧，可发展为难免流产。

2.难免流产

指流产不可避免。在先兆流产基础上，阴道流血量增多，阵发性下腹痛加剧，或出现阴道流液（胎膜破裂）。妇科检查宫颈口已扩张，有时可见胚胎组织或胎囊堵塞于宫颈口内，子宫大小与停经周数基本相符或略小。

3.不全流产

难免流产继续发展，部分妊娠物排出宫腔，还有部分残留于宫腔内或嵌顿于宫颈口处，或胎儿排出后胎盘滞留宫腔或嵌顿于宫颈口，影响子宫收缩，导致大量出血，甚至发生休克。妇科检查宫颈口已扩张，宫颈口有妊娠物堵塞及持续性血液流出，子宫小于停经周数。

4.完全流产

完全流产指妊娠物已全部排出，阴道流血逐渐停止，腹痛逐渐消失。妇科检查宫颈口已关闭，子宫接近正常大小。

（五）诊断

诊断自然流产一般并不困难，根据病史及临床表现多能确诊，仅少数需行辅助检查。确认自然流产后，还需确定其临床类型，决定相应的处理方法。

1.病史

应询问患者有无停经史和反复流产史,有无早孕反应、阴道流血,并询问阴道流血量及持续时间,有无阴道排液及妊娠物排出。询问有无腹痛,腹痛部位、性质、程度。了解有无发热、阴道分泌物性状及有无臭味可协助诊断流产合并感染。

2.体格检查

测量体温、脉搏、呼吸、血压。有无贫血及感染征象。消毒外阴后行妇科检查,注意宫颈口是否扩张,羊膜囊是否膨出,有无妊娠物堵塞于宫颈口内;子宫大小与停经周数是否相符,有无压痛;双侧附件有无压痛、增厚或包块。若疑为先兆流产者,操作应轻柔。

3.辅助检查

(1)B型超声检查:对疑为先兆流产者,根据妊娠囊的形态,有无胎心搏动,确定胚胎或胎儿是否存活,以指导正确的治疗方法。若妊娠囊形态异常或位置下移,则预后不良。不全流产及稽留流产均可借助B型超声检查协助确诊。

(2)妊娠试验:临床多采用尿早早孕诊断试纸条法,对诊断妊娠有价值。为进一步了解流产的预后,多选用各种敏感方法连续测定血HCG的水平。正常妊娠6~8周时,其值每日应以66%的速度增长,若48h增长速度<66%,提示妊娠预后不良。

(3)孕激素测定:测定血黄体酮水平,能协助判断先兆流产的预后。

4.宫颈功能不全的诊断

(1)有不明原因的晚期流产、早产,或未足月胎膜早破史,且分娩前或破膜前无明显宫缩,胎儿存活,应怀疑宫颈功能不全。

(2)非孕期,妇科检查发现宫颈外口松弛明显,宫颈扩张器探查宫颈管时,宫颈内口可顺利通过8号扩张器。

(3)妊娠期,无明显腹痛而宫颈内口开大2cm以上,宫颈管缩短并软化,此外B型超声测量宫颈内口宽度>15mm均有助于诊断。

（六）鉴别诊断

应鉴别流产的类型。早期自然流产应与异位妊娠、葡萄胎、功能失调性子宫出血及子宫肌瘤等相鉴别。

（七）处理

应根据自然流产的不同类型进行相应处理。

1.先兆流产

卧床休息，禁性生活，必要时给予对胎儿危害小的镇静剂。黄体功能不全者可肌内注射黄体酮注射液 10~20mg，每日或隔日 1 次，口服维生素 E 保胎治疗；甲状腺功能减退者可口服小剂量甲状腺片。经治疗 2 周后，若阴道流血停止，B 型超声检查提示胚胎存活，可继续妊娠。若临床症状加重，B 型超声检查发现胚胎发育不良，HCG 持续不升或下降，表明流产不可避免，应终止妊娠。此外，应重视心理治疗，使其情绪安定，增强信心。

2.难免流产

一旦确诊，应尽早使胚胎及胎盘组织完全排出。早期流产应及时行清宫术，对妊娠物应仔细检查，并送病理检查；如有可能争取做绒毛染色体核型分析，对明确流产原因有帮助。晚期流产时，子宫较大，出血较多，可用缩宫素 10~20U 加于 5%葡萄糖注射液 500mL 中静脉滴注，促进子宫收缩。当胎儿及胎盘排出后检查是否完全，必要时刮宫以清除宫腔内残留的妊娠物，应给予抗生素预防感染。

3.不全流产

一经确诊，应尽快行刮宫术或钳刮术，清除宫腔内残留组织。阴道大量出血伴休克者，应同时输血输液，并给予抗生素预防感染。

4.完全流产

流产症状消失，B 型超声检查证实宫腔内无残留物，若无感染征象，不需特殊处理。

5.稽留流产

处理较困难。胎盘组织机化，与子宫壁紧密粘连，致使刮宫困难。晚期流产稽留时间过长可能发生凝血功能障碍，导致弥散性血管内凝血（DIC），造成严重出血。处理前应查血常规、血小板计数及凝血功能，并做好输血准备。若凝血功能正常，先口服炔雌醇 1mg，每日 2 次，连用 5d，或苯甲酸雌二醇 2mg 肌内注射，每日 2 次，连用 3d，可提高子宫肌对缩宫素的敏感性。子宫＜12 孕周者，可行刮宫术，术中肌内注射缩宫素，手术应特别小心，避免子宫穿孔，一次不能刮净，于 5～7d 后再次刮宫。子宫＞12 孕周者，可使用米非司酮（RU486）加米索前列醇，或静脉滴注缩宫素，促使胎儿、胎盘排出。若出现凝血功能障碍，应尽早使用肝素、纤维蛋白原及输新鲜血浆、新鲜冰冻血浆等，待凝血功能好转后，再行刮宫。

6.复发性流产

染色体异常夫妇，应于孕前进行遗传咨询，确定是否可以妊娠。夫妇一方或双方有染色体结构异常，仍有可能分娩健康婴儿，但其胎儿有可能遗传异常的染色体，必须在孕中期进行产前诊断。黏膜下肌瘤应在宫腔镜下行摘除术，影响妊娠的肌壁间肌瘤可考虑行剔除术。子宫中隔、宫腔粘连应在宫腔镜下行中隔切除、粘连松解术。宫颈功能不全者应在孕 14～18 周行宫颈环扎术，术后定期随诊，提前住院，待分娩发动前拆除缝线。若环扎术后有流产征象，则治疗失败，应及时拆除缝线，以免造成宫颈撕裂。抗磷脂抗体阳性患者可在确定妊娠以后使用小剂量阿司匹林 50～75mg/d，和（或）低分子肝素（5000IU，1～2 次/d，皮下注射）。黄体功能不全者，应肌内注射黄体酮 20～40mg/d，也可考虑口服黄体酮，或使用黄体酮阴道制剂，用药至孕 12 周时即可停药。甲状腺功能减退者应在孕前及整个孕期补充甲状腺素。原因不明的复发性流产者，尤其是怀疑同种免疫性流产者，可行淋巴细胞主动免疫或静脉免疫球蛋白治疗，取得一定成效，但仍有争议。

7.流产合并感染

治疗原则为控制感染的同时尽快清除宫内残留物。若阴道流血不多，先选用广谱抗生素 2~3d，待感染控制后再行刮宫。若阴道流血量多，静脉滴注抗生素及输血的同时，先用卵圆钳将宫腔内残留大块组织夹出，使出血减少，切不可用刮匙全面搔刮宫腔，以免造成感染扩散。术后应继续用广谱抗生素，待感染控制后再行彻底刮宫。若已合并感染性休克者，应积极进行抗休克治疗，待病情稳定后再行彻底刮宫。若感染严重或盆腔脓肿形成，应行手术引流，必要时切除子宫。

第二节 异位妊娠

受精卵在子宫体腔以外着床称为异位妊娠，习称宫外孕。异位妊娠依受精卵在子宫体腔外种植部位不同而分为：输卵管妊娠、卵巢妊娠、腹腔妊娠、阔韧带妊娠、宫颈妊娠。此外，剖宫产瘢痕妊娠近年来在国内明显增多；子宫残角妊娠因其临床表现与异位妊娠类似，故也附于本章内简述。①输卵管壶腹部妊娠；②输卵管峡部妊娠；③输卵管伞部妊娠；④输卵管间质部妊娠；⑤腹腔妊娠；⑥阔韧带妊娠；⑦卵巢妊娠；⑧宫颈妊娠。

异位妊娠是妇产科常见的急腹症，发病率约 2%，是孕产妇死亡原因之一。近年来，由于对异位妊娠的更早诊断和处理，使患者的存活率和生育保留能力明显提高。

一、输卵管妊娠

输卵管妊娠占异位妊娠的 95% 左右，其中壶腹部妊娠最多见，约占 78%，其次为峡部、伞部，间质部妊娠较少见。另外，在偶然情况下，可见输卵管同侧或双侧多胎妊娠，或宫内与宫外同时妊娠，尤其多见于辅助生殖技术和促排卵受孕者。

（一）病因

1.输卵管炎症

输卵管炎症是输卵管妊娠的主要病因。可分为输卵管黏膜炎和输卵管周围炎。输卵管黏膜炎轻者可使黏膜皱襞粘连，管腔变窄，或使纤毛功能受损，从而导致受精卵在输卵管内运行受阻而于该处着床；输卵管周围炎病变主要在输卵管浆膜层或浆肌层，常造成输卵管周围粘连，输卵管扭曲，管腔狭窄，蠕动减弱，影响受精卵运行。淋病奈瑟菌及沙眼衣原体所致的输卵管炎常累及黏膜，而流产和分娩后感染往往引起输卵管周围炎。

结节性输卵管峡部炎是一种特殊类型的输卵管炎，多由结核分枝杆菌感染生殖道引起，该病变的输卵管黏膜上皮呈憩室样向肌壁内伸展，肌壁发生结节性增生，使输卵管近端肌层肥厚，影响其蠕动功能，而导致受精卵运行受阻，容易发生输卵管妊娠。

2.输卵管妊娠史或手术史

曾有输卵管妊娠史患者，不管是经过保守治疗后自然吸收，还是接受输卵管保守性手术，再次妊娠复发的概率达10%。输卵管绝育史及手术史者，输卵管妊娠的发生率为10%~20%。尤其是腹腔镜下电凝输卵管及硅胶环套术绝育，可因输卵管瘘或再通而导致输卵管妊娠。曾因不孕接受输卵管粘连分离术、输卵管成形术（输卵管吻合术或输卵管造口术）者，再妊娠时输卵管妊娠的可能性亦增加。

3.输卵管发育不良或功能异常

输卵管过长、肌层发育差、黏膜纤毛缺乏、双输卵管、输卵管憩室或有输卵管副伞等，均可造成输卵管妊娠。输卵管功能（包括蠕动、纤毛活动以及上皮细胞分泌）受雌、孕激素调节。若调节失败，可影响受精卵正常运行。此外，精神因素也可引起输卵管痉挛和蠕动异常，干扰受精卵运送。

4.辅助生殖技术

近年来由于辅助生殖技术的应用，使输卵管妊娠发生率增加，既往少见的异位妊娠，如卵巢妊娠、宫颈妊娠、腹腔妊娠的发生率也在增加。美国因助孕技术应用所致输卵管妊娠的发生率为2.8%。

5.避孕失败

避孕失败包括宫内节育器避孕失败、口服紧急避孕药失败，发生异位妊娠的机会较大。

6.其他

子宫肌瘤或卵巢肿瘤压迫输卵管，影响输卵管管腔通畅，使受精卵运行受阻。输卵管子宫内膜异位可增加受精卵着床于输卵管的可能性。

(二)病理

1.输卵管的特点

输卵管管腔狭小，管壁薄且缺乏黏膜下组织，其肌层远不如子宫肌壁厚与坚韧，妊娠时不能形成完好的蜕膜，不利于胚胎的生长发育，常发生以下结局。

(1)输卵管妊娠流产：多见于妊娠8～12周输卵管壶腹部妊娠。受精卵种植在输卵管黏膜皱襞内，由于蜕膜形成不完整，发育中的胚泡常向管腔突出，最终突破包膜而出血，胚泡与管壁分离，若整个胚泡剥离落入管腔，刺激输卵管逆蠕动经伞端排出到腹腔，形成输卵管妊娠完全流产，出血一般不多。若胚泡剥离不完整，妊娠产物部分排出到腹腔，部分尚附着于输卵管壁，形成输卵管妊娠不全流产，滋养细胞继续侵蚀输卵管壁，导致反复出血。出血的量和持续时间与残存在输卵管壁上的滋养细胞多少有关。如果伞端堵塞血液不能流入盆腔，积聚在输卵管内，形成输卵管血肿或输卵管周围血肿。如果血液不断流出并积聚在直肠子宫陷窝，造成盆腔积血和血肿，量多时甚至流入腹腔。

(2)输卵管妊娠破裂：多见于妊娠6周左右输卵管峡部妊娠。受精卵着床于输卵管黏膜皱襞间，胚泡生长发育时绒毛向管壁方向侵蚀肌层及浆膜，最终穿破浆膜，形成输卵管妊娠破裂，输卵管肌层血管丰富，短期内可发生大量腹腔内出血，使患者出现休克，出血量远较输卵管妊娠流产多，腹痛剧烈，也可反复出血，在盆腔与腹腔内形成积血和血肿，孕囊可自破裂口排入盆腔。输卵管妊娠破裂绝大多数为自发性的，也可发生于性交或盆腔双合诊后。

输卵管间质部妊娠常与宫角妊娠混用，但严格地讲，间质部妊娠更靠近输卵管黏膜，而宫角妊娠则位于宫腔的侧上方。间质部妊娠虽不多见，但由于输卵管间质部管腔周围肌层较厚，血运丰富，所以破裂常发生于孕12～16周。一旦破裂，犹如子宫破裂，症状极为严重，往往在短时间内出现低血容量休克症状，后果严重。

（3）陈旧性宫外孕：输卵管妊娠流产或破裂，若长期反复内出血形成的盆腔血肿不消散，血肿机化变硬并与周围组织粘连，临床上称为陈旧性宫外孕。机化性包块可存在多年，甚至钙化形成石胎。

（4）继发性腹腔妊娠：无论输卵管妊娠流产或破裂，胚胎从输卵管排入腹腔内或阔韧带内，多数死亡，偶尔也有存活者。若存活胚胎的绒毛组织附着于原位或排至腹腔后重新种植而获得营养，可继续生长发育，形成继发性腹腔妊娠。

2.子宫的变化

输卵管妊娠和正常妊娠一样，合体滋养细胞产生HCG维持黄体生长，使甾体激素分泌增加，致使月经停止来潮，子宫增大变软，子宫内膜出现蜕膜反应。

若胚胎受损或死亡，滋养细胞活力消失，蜕膜自宫壁剥离而发生阴道流血。有时蜕膜可完整剥离，随阴道流血排出三角形蜕膜管型；有时呈碎片排出。排出的组织见不到绒毛，组织学检查无滋养细胞，此时血HCG下降。子宫内膜形态学改变呈多样性，若胚胎死亡已久，内膜可呈增生期改变，有时可见Arias-Stella（A-S）反应，镜检见内膜腺体上皮细胞增生、增大，细胞边界不清，腺细胞排列成团突入腺腔，细胞极性消失，细胞核肥大、深染，细胞质有空泡。这种子宫内膜过度增生和分泌反应，可能为甾体激素过度刺激所引起；若胚胎死亡后部分深入肌层的绒毛仍存活，黄体退化迟缓，内膜仍可呈分泌反应。

（三）临床表现

输卵管妊娠的临床表现与受精卵着床部位、有无流产或破裂以及出血量多少和时间长短等有关。在输卵管妊娠早期，若尚未发生流产或破裂，常无特殊的临床表现，其过程与早孕或先兆流产相似。

1.症状

典型症状为停经后腹痛与阴道流血。

（1）停经：多有6~8周停经史，但输卵管间质部妊娠停经时间较长。还有20%~

30%患者无停经史，把异位妊娠的不规则阴道流血误认为月经，或由于月经过期仅数日而不认为是停经。

（2）腹痛：是输卵管妊娠患者的主要症状，占95%。在输卵管妊娠发生流产或破裂之前，由于胚胎在输卵管内逐渐增大，常表现为一侧下腹部隐痛或酸胀感。当发生输卵管妊娠流产或破裂时，突感一侧下腹部撕裂样疼痛，常伴有恶心、呕吐。若血液局限于病变区，主要表现为下腹部疼痛；当血液积聚于直肠子宫凹陷时，可出现肛门坠胀感。随着血液由下腹部流向全腹，疼痛可由下腹部向全腹扩散，血液刺激膈肌，可引起肩胛部放射性疼痛及胸部疼痛。

（3）阴道流血：占60%～80%。胚胎死亡后，常有不规则阴道流血，色黯红或深褐，量少呈点滴状，一般不超过月经量，少数患者阴道流血量较多，类似月经。阴道流血可伴有蜕膜管型或蜕膜碎片排出，是子宫蜕膜剥离所致。阴道流血常在病灶去除后方能停止。

（4）晕厥与休克：由于腹腔内出血及剧烈腹痛，轻者出现晕厥，严重者出现失血性休克。出血量越多越快，症状出现越迅速越严重，但与阴道流血量不成正比。

（5）腹部包块：输卵管妊娠流产或破裂时所形成的血肿时间较久者，由于血液凝固并与周围组织或器官（如子宫、输卵管、卵巢、肠管或大网膜等）发生粘连形成包块，包块较大或位置较高者，腹部可扪及。

2.体征

（1）一般情况：当腹腔出血不多时，血压可代偿性轻度升高；当腹腔出血较多时，可出现面色苍白、脉搏快而细弱、心率增快和血压下降等休克表现。通常体温正常时，休克时体温略低，腹腔内血液吸收时体温略升高，但不超过38℃。

（2）腹部检查：下腹有明显压痛及反跳痛，尤以患侧为显著，但腹肌紧张轻微。出血较多时，叩诊有移动性浊音。有些患者下腹可触及包块，若反复出血并积聚，包块可不断增大变硬。

（3）盆腔检查：阴道内常有来自宫腔的少许血液。输卵管妊娠未发生流产或破裂者，除子宫略大较软外，仔细检查可触及胀大的输卵管及轻度压痛。输卵管妊娠流产或破裂者，阴道后穹隆饱满，有触痛。将宫颈轻轻上抬或向左右摆动时引起剧烈疼痛，称为宫颈举痛或摇摆痛，此为输卵管妊娠的主要体征之一，是因加重对腹膜的刺激所致。内出血多时，检查子宫有漂浮感。

子宫一侧或其后方可触及肿块，其大小、形状、质地常有变化，边界多不清楚，触痛明显。病变持续较久时，肿块机化变硬，边界亦渐清楚。输卵管间质部妊娠时，子宫大小与停经月份基本符合，但子宫不对称，一侧角部突出，破裂所致的征象与子宫破裂极为相似。

（四）诊断

输卵管妊娠未发生流产或破裂时，临床表现不明显，诊断较困难，需采用辅助检查方能确诊。

输卵管妊娠流产或破裂后，诊断多无困难。如有困难应严密观察病情变化，若阴道流血淋漓不断，腹痛加剧，盆腔包块增大以及血红蛋白呈下降趋势等，有助于确诊。必要时可采用下列检查方法协助诊断。

1.HCG 测定

尿或血 HCG 测定对早期诊断异位妊娠至关重要。异位妊娠时，患者体内 HCG 水平较宫内妊娠低。连续测定血 HCG，若倍增时间大于 7d，异位妊娠可能性极大；倍增时间小于 1.4d，异位妊娠可能性极小。

2.黄体酮测定

血清黄体酮的测定对判断正常妊娠胚胎的发育情况有帮助。输卵管妊娠时，血清黄体酮水平偏低，多数在 10～25ng/mL。如果血清黄体酮值＞25ng/mL，异位妊娠概率小于 1.5%；如果其值＜5ng/mL，应考虑宫内妊娠流产或异位妊娠。

3.B 型超声诊断

B 型超声检查对异位妊娠诊断必不可少，还有助于明确异位妊娠部位和大小。阴道超声检查较腹部超声检查准确性更高。异位妊娠的声像特点：宫腔内未探及妊娠囊，若宫旁探及异常低回声区，且见胚芽及原始心管搏动，可确诊异位妊娠；若宫旁探及混合回声区，子宫直肠窝有游离暗区，虽未见胚芽及胎心搏动，也应高度怀疑异位妊娠。由于子宫内有时可见到假妊娠囊（蜕膜管型与血液形成），应注意鉴别，以免误诊为宫内妊娠。

将血 HCG 测定与超声检查相配合，对异位妊娠的诊断帮助很大。当血 HCG＞2000IU/L、阴道超声检查未见宫内妊娠囊时，异位妊娠诊断基本成立。

4.腹腔镜检查

腹腔镜检查是异位妊娠诊断的金标准，而且可以在确诊的同时行镜下手术治疗。但有 3%～4% 的患者因妊娠囊过小而被漏诊，也可能因输卵管扩张和颜色改变而误诊为异位妊娠，应予以注意。

5.阴道后穹隆穿刺

阴道后穹隆穿刺是一种简单可靠的诊断方法，适用于疑有腹腔内出血的患者。腹腔内出血最易积聚于直肠子宫凹陷，即使血量不多，也能经阴道后穹隆穿刺抽出血液。若抽出黯红色不凝血液，说明有血腹症存在。陈旧性宫外孕时，可抽出小块或不凝固的陈旧血液。若穿刺针头误入静脉，则血液较红，将标本放置 10min 左右即可凝结。当无内出血、内出血量很少、血肿位置较高或直肠子宫凹陷有粘连时，可能抽不出血液，因此阴道后穹隆穿刺阴性不能排除输卵管妊娠。

6.诊断性刮宫

很少应用，适用于不能存活宫内妊娠的鉴别诊断和超声检查不能确定妊娠部位者。将宫腔排出物或刮出物做病理检查，切片中见到绒毛，可诊断为宫内妊娠；仅见蜕膜未见绒毛，有助于诊断异位妊娠。

（五）治疗

异位妊娠的治疗包括药物治疗和手术治疗。

1.药物治疗

采用化学药物治疗，主要适用于早期输卵管妊娠、要求保存生育能力的年轻患者。

符合下列条件可采用此法：①无药物治疗的禁忌证；②输卵管妊娠未发生破裂；③妊娠囊直径≤4cm；④血HCG<2000IU/L；⑤无明显内出血。主要的禁忌症为：①生命体征不稳定；②异位妊娠破裂；③妊娠囊直径≥4cm或≥3.5cm伴胎心搏动。化疗一般采用全身用药，亦可采用局部用药。全身用药常用甲氨蝶呤（MTX），治疗机制是抑制滋养细胞增生，破坏绒毛，使胚胎组织坏死、脱落、吸收。治疗方案很多，常用剂量为0.4mg/（kg·d），肌内注射，5d为一疗程；若单次剂量肌内注射常用50mg/m2体表面积计算，在治疗第4d和第7d测血HCG，若治疗后4～7d血HCG下降<15%，应重复剂量治疗，然后每周重复测血HCG，直至血HCG降至5IU/L，一般需3～4周。应用化学药物治疗，未必每例均获成功，故应在MTX治疗期间，应用B型超声检查和血HCG进行严密监护，并注意患者的病情变化及药物毒副反应。若用药后14d血HCG下降并连续3次阴性，腹痛缓解或消失，阴道流血减少或停止者为显效。若病情无改善，甚至发生急性腹痛或输卵管破裂症状，则应立即进行手术治疗。局部用药可采用在超声引导下穿刺或在腹腔镜下将甲氨蝶呤直接注入输卵管的妊娠囊内。

2.手术治疗

手术治疗分为保守手术和根治手术。保守手术为保留患侧输卵管，根治手术为切除患侧输卵管。手术治疗适用于：①生命体征不稳定或有腹腔内出血征象者；②诊断不明确者；③异位妊娠有进展者（如血HCG>3000IU/L或持续升高、有胎心搏动、附件区大包块等）；④随诊不可靠者；⑤药物治疗禁忌证或无效者。

（1）保守手术：适用于有生育要求的年轻女性，特别是对侧输卵管已切除或有明显病变者。近年来异位妊娠早期诊断率明显提高，输卵管妊娠在流产或破裂前确诊者增多，采用保守手术也明显增多。根据受精卵着床部位及输卵管病变情况选择术式，若为伞部妊娠可行挤压将妊娠产物挤出；壶腹部妊娠行输卵管切开术，取出胚胎再缝合；峡部妊娠行病变节段切除及断端吻合，手术若采用显微外科技术可提高以后的妊娠率。输卵管妊娠行保守手术后，残余滋养细胞有可能继续生长，再次发生出血，引起腹痛等，称为持续性异位妊娠。术后应密切监测血HCG水平，若术后血HCG升高、术后 1d 血 HCG 下降＜50%，或术后 12d 血 HCG 未下降至术前值的 10% 以下，均可诊断为持续性异位妊娠，及时给予甲氨蝶呤治疗，必要时需再手术。

（2）根治手术：适用于无生育要求的输卵管妊娠、内出血并发休克的急症患者。应在积极纠正休克的同时，迅速打开腹腔，提出病变输卵管，用卵圆钳钳夹出血部位，暂时控制出血，并加快输血、输液，待血压上升后继续手术切除输卵管，并酌情处理对侧输卵管。

输卵管间质部妊娠，应争取在破裂前手术，避免可能威胁生命的大量出血。手术应作子宫角部楔形切除及患侧输卵管切除，必要时切除子宫。

输卵管妊娠手术可经腹或经腹腔镜完成，其中腹腔镜手术是治疗异位妊娠的主要方法。除非生命体征不稳定，需要快速进腹止血并完成手术，其余情况均可经腹腔镜手术。与经腹手术相比，腹腔镜手术的手术时间、住院日更短，术后康复更快，术后输卵管通畅性、宫内妊娠率及再次异位妊娠率也均无明显的差异。

二、其他部位妊娠

（一）卵巢妊娠

卵巢妊娠指受精卵在卵巢着床和发育，发病率为 1：7000～1：50000。卵巢妊娠的诊断标准为：①双侧输卵管正常；②胚泡位于卵巢组织内；③卵巢及胚泡以卵巢固有韧带与子宫相连；④胚泡壁上有卵巢组织。

卵巢妊娠的临床表现与输卵管妊娠极为相似，主要症状为停经、腹痛及阴道流血。卵巢妊娠绝大多数在早期破裂，有报道极少数可妊娠至足月，甚至胎儿存活。破裂后可引起腹腔内大量出血，甚至休克。所以，术前往往诊断为输卵管妊娠或误诊为卵巢黄体破裂。术中经仔细探查方能明确诊断，因此切除组织必须进行常规病理检查。

治疗方法为手术治疗，手术应根据病灶范围作卵巢部分切除、卵巢楔形切除、卵巢切除术或患侧附件切除术，手术亦可在腹腔镜下进行。

(二)腹腔妊娠

腹腔妊娠指胚胎或胎儿位于输卵管、卵巢及阔韧带以外的腹腔内,发病率约为1:15000,母体死亡率约为5%,胎儿存活率仅为1%。

腹腔妊娠分为原发性和继发性两类。原发性腹腔妊娠指受精卵直接种植于腹膜、肠系膜、大网膜等处,极其少见。原发性腹腔妊娠的诊断标准为:①两侧输卵管和卵巢正常,无近期妊娠的证据;②无子宫腹膜瘘形成;③妊娠只存在于腹腔内,无输卵管妊娠等的可能性。促使受精卵原发着床于腹膜的因素可能为腹膜有子宫内膜异位灶。继发性腹腔妊娠往往发生于输卵管妊娠流产或破裂后,偶可继发于卵巢妊娠或子宫内妊娠而子宫存在缺陷(如瘢痕子宫裂开或子宫腹膜瘘)破裂后。胚胎落入腹腔,部分绒毛组织仍附着于原着床部位,并继续向外生长,附着于盆腔腹膜及邻近脏器表面。腹腔妊娠胎盘附着异常,血液供应不足,胎儿不易存活至足月。

患者有停经及早孕反应,且病史中多有输卵管妊娠流产或破裂症状,或孕早期出现不明原因的短期贫血症状,伴有腹痛及阴道流血,之后逐渐缓解。随后阴道流血停止,腹部逐渐增大,胎动时,孕妇常感腹部疼痛,随着胎儿长大,症状逐渐加重。腹部检查发现子宫轮廓不清,但胎儿肢体极易触及,胎位异常,肩先露或臀先露,先露高浮,胎心异常清晰,胎盘杂音响亮。盆腔检查发现宫颈位置上移,子宫比妊娠月份小并偏于一侧,但有时不易触及,胎儿位于子宫另一侧。临近预产期时可有阵缩样假分娩发动,但宫口不扩张,经宫颈不易触及胎先露部。若胎儿死亡,妊娠征象消失,月经恢复来潮,粘连的脏器和大网膜包裹死胎,胎儿逐渐缩小,日久者干尸化或成为石胎。若继发感染,形成脓肿,可向母体肠管、阴道、膀胱或腹壁穿通,排出胎儿骨骼。B型超声检查发现宫腔内空虚,胎儿与子宫分离;在胎儿与膀胱间未见子宫肌壁层;胎儿与子宫关系异常或胎位异常;子宫外可见胎盘组织。MRI、CT对诊断也有一定帮助。

腹腔妊娠确诊后,立即行剖腹取出胎儿。术前评估和准备非常重要,包括术前血管造影栓塞术、子宫动脉插管、输尿管插管、肠道准备、充分备血及多专科抢救团队等。胎盘的处理要特别慎重，任意剥离将引起大量出血。胎盘的处理应根据其附着部位、胎儿存活及死亡时间决定。胎盘附着于子宫、输卵管或阔韧带者，可将胎盘连同附着器官一并切除。胎盘附着于腹膜或肠系膜等处，胎儿存活或死亡不久（不足4周），则不能触动胎盘，在紧靠胎盘处结扎脐带，将胎盘留在腹腔内，约需半年逐渐吸收，若未吸收而发生感染者，应再度剖腹酌情切除或引流；若胎儿死亡已久，则可试行剥离胎盘，有困难时仍宜将胎盘留于腹腔内，一般不作胎盘部分切除。术后需用抗生素预防感染。将胎盘留于腹腔内者，应定期通过超声检查及血HCG测定了解胎盘退化吸收程度。

（三）宫颈妊娠

受精卵着床和发育在宫颈管内者称为宫颈妊娠，极其罕见。发病率约1：18000，近年来辅助生殖技术的大量应用，宫颈妊娠的发病率有所增高。多见于经产妇，有停经及早孕反应，由于受精卵着床于以纤维组织为主的宫颈部，故妊娠一般很少维持至20周。主要症状为无痛性阴道流血或血性分泌物，流血量一般由少到多，也可为间歇性阴道大量流血。检查发现宫颈显著膨大呈桶状，变软变蓝，宫颈外口扩张边缘很薄，内口紧闭，子宫体大小正常或稍大。宫颈妊娠的诊断标准：①妇科检查发现在膨大的宫颈上方为正常大小的子宫；②妊娠产物完全在宫颈管内；③分段刮宫，宫腔内未发现任何妊娠产物。

此病易误诊为难免流产，若能提高警惕，发现宫颈特异改变，有可能明确诊断。B型超声检查对诊断有帮助，显示宫腔空虚，妊娠产物位于膨大的宫颈管内。彩色多普勒超声可明确胎盘种植范围。

确诊后可行搔刮宫颈管术或行吸刮宫颈管术，术前应做好输血准备或于术前行子宫动脉栓塞术以减少术中出血；术后用纱布条填塞宫颈管创面，或应用小水囊压迫止血，若流血不止，可行双侧髂内动脉结扎。若效果不佳，应及时行全子宫切除术，以挽救生命。

为减少刮宫时出血并避免切除子宫，近年来采用术前给予MTX治疗。MTX每日肌内注射20mg，共5d，或MTX单次肌内注射50mg/m2，或将MTX50mg直接注入妊娠囊内。如已有胎心搏动，也可先注入10%KCl2mL至孕囊内。经MTX治疗后，胚胎死亡，其周围绒毛组织坏死，刮宫时出血量明显减少。

第三节 早产

早产指妊娠满28周至不足37周（196～258d）的分娩者。此时娩出的新生儿称为早产儿，体重为1000～2499g。早产儿各器官发育尚不够健全，出生孕周越小，体重越轻，其预后越差。国内早产占分娩总数的5%～15%，出生1岁以内死亡的婴儿约2/3为早产儿。随着早产儿的治疗及监护手段的不断进步，其生存率明显提高，伤残率下降，有些国家已将早产时间的下限定义为妊娠24周或20周等。

（一）早产的分类及原因

早产按原因可分为3类：自发性早产、未足月胎膜早破早产（PPROM）和治疗性早产。

1.自发性早产

最常见的类型，约占45%。发生的机制主要为：①黄体酮撤退；②缩宫素作用；③蜕膜活化。

自发性早产的高危因素包括：早产史、妊娠间隔短于18个月或大于5年、早孕期有先兆流产（阴道流血）、宫内感染（主要为解脲支原体和人型支原体）、细菌性阴道病、牙周病、不良生活习惯（每日吸烟≥10支，酗酒）、贫困和低教育人群、孕期高强度劳动、子宫过度膨胀（如羊水过多、多胎妊娠）及胎盘因素（前置胎盘、胎盘早剥、胎盘功能减退等），近年来发现某些免疫调节基因异常可能与自发性早产有关。

2.未足月胎膜早破早产

病因及高危因素包括：PPROM史、体重指数（BMI）<19.8kg/m2、营养不良、吸烟、宫颈功能不全、子宫畸形（如中隔子宫、单角子宫、双角子宫等）、宫内感染、细菌性阴道病、子宫过度膨胀、辅助生殖技术受孕等。

3.治疗性早产

由于母体或胎儿的健康原因不允许继续妊娠，在未足 37 周时采取引产或剖宫产终止妊娠，即为治疗性早产。终止妊娠的常见指征有：子痫前期、胎儿窘迫、胎儿生长受限、羊水过少或过多、胎盘早剥、妊娠并发症（如慢性高血压、糖尿病、心脏病、肝病、急性阑尾炎、肾脏疾病等）、前置胎盘出血、其他不明原因产前出血、血型不合溶血以及胎儿先天缺陷等。

（二）预测

早产的预测有重要意义：对有自发性早产高危因素的孕妇在 24 周以后定期预测，有助于评估早产的风险，及时处理；对 20 周以后宫缩异常频繁的孕妇，通过预测可以判断是否需要使用宫缩抑制剂，避免过度用药。

预测早产的方法有：①阴道超声检查：宫颈长度＜25mm，或宫颈内口漏斗形成伴有宫颈缩短，提示早产风险增大。②阴道后穹隆分泌物胎儿纤连蛋白（fFN）检测：一般以 fFN＞50ng/mL 为阳性，提示早产风险增加；若 fFN 阴性，则 1 周内不分娩的阴性预测值达 97%，2 周内不分娩的阴性预测值达 95%。可以看出，fFN 的意义在于其阴性预测价值。

（三）临床表现及诊断

早产的主要临床表现是子宫收缩，最初为不规则宫缩，常伴有少许阴道流血或血性分泌物，之后可发展为规则宫缩，其过程与足月临产相似，胎膜早破较足月临产多。宫颈管先逐渐消退，然后扩张。在临床上，早产可分为先兆早产和早产临产两个阶段。先兆早产指有规则或不规则宫缩，伴有宫颈管的进行性缩短。早产临产需符合下列条件：①出现规则宫缩（20min≥4 次，或 60min≥8 次），伴有宫颈的进行性改变；②宫颈扩张 1cm 以上；③宫颈展平≥80%。诊断早产一般并不困难，但应与妊娠晚期出现的生理性子宫收缩相区别。生理性子宫收缩一般不规则、无痛感，且不伴有宫颈管缩短和宫口扩张等改变。

（四）预防

积极预防早产是降低围产儿死亡率的重要措施之一。

1.定期产前检查，指导孕期卫生，积极治疗泌尿道、生殖道感染，孕晚期节制性生活，以免胎膜早破。对早产高危孕妇，应定期进行风险评估，及时处理。

2.加强对高危妊娠的管理，积极治疗妊娠并发症及预防并发症的发生，减少治疗性早产率，提高治疗性早产的新生儿生存率。

3.已明确宫颈功能不全者，应于妊娠14～18周行宫颈环扎术。

4.对怀疑宫颈功能不全，尤其是孕中、晚期宫颈缩短者，可选用：①黄体酮阴道制剂，100～200mg每晚置阴道内，从妊娠20周用至34周，可明显减少34周前的早产率。②宫颈环扎术，曾有2次或2次以上晚期流产或早产史患者。可在孕14～18周行预防性宫颈环扎术。如孕中期以后超声检查提示宫颈短于25mm者，也可行应激性宫颈环扎术。如宫颈功能不全者在孕中期宫口已开，甚至宫颈外口已见羊膜囊脱出，可采用紧急宫颈环扎术作为补救，仍有部分患者可延长孕周。③子宫托，近年来有报道，用子宫托可代替环扎术处理孕中期以后宫颈缩短的宫颈功能不全患者。

各种预防措施主要针对单胎妊娠，对多胎妊娠尚缺乏充足的循证医学依据。

（五）治疗

治疗原则：若胎膜完整，在母胎情况允许时尽量保胎至34周。

1.卧床休息

宫缩较频繁，但宫颈无改变，阴道分泌物fFN阴性，不必卧床和住院，只需适当减少活动的强度和避免长时间站立即可；宫颈已有改变的先兆早产者，需住院并相对卧床休息；已早产临产，应绝对卧床休息。

2.促胎肺成熟治疗

妊娠＜34周，1周内有可能分娩的孕妇，应使用糖皮质激素促胎儿肺成熟。方法：地塞米松注射液6mg肌内注射，每12h注射1次，共4次。妊娠32周后选用单疗程治疗。

3.抑制宫缩治疗

先兆早产患者，通过适当控制宫缩，能明显延长孕周；早产临产患者，宫缩抑制剂虽不能阻止早产分娩，但可能延长孕龄3~7日，为促胎肺成熟治疗和宫内转运赢得时机。

（1）肾上腺素能受体激动剂：为子宫平滑肌细胞膜上的β2受体兴奋剂，可激活细胞内腺苷酸环化酶，促使三磷腺苷合成环磷腺苷（cAMP），降低细胞内钙离子浓度，阻止子宫肌收缩蛋白活性，抑制子宫平滑肌收缩。此类药物抑制宫缩的效果肯定，但在兴奋β2受体的同时也兴奋β1受体，其副作用较明显，主要有母胎心率增快、心肌耗氧量增加、血糖升高、水钠潴留、血钾降低等，严重时可出现肺水肿、心衰，危及母亲生命。故对合并心脏病、高血压、未控制的糖尿病和并发重度子痫前期、明显产前出血等孕妇慎用或禁用。用药期间需密切监测生命体征和血糖情况。常用药物有利托君，用法：100mg加于5%葡萄糖液500mL静脉滴注，初始剂量为5滴/min，根据宫缩情况进行调节，每10min增加5滴，最大量至35滴/min，待宫缩抑制后持续滴注12h，停止静脉滴注前30min改为口服10mg，每4~6h服用1次。用药期间需密切观察孕妇主诉及心率、血压、宫缩变化，并限制静脉输液量（每日不超过2000mL），以防肺水肿。如患者心率>120次/分，应减滴数；如心率>140次/分，应停药；如出现胸痛，应立即停药并行心电监护。长期用药者应监测血钾、血糖、肝功能和超声心动图。

（2）硫酸镁：高浓度的镁离子直接作用于子宫平滑肌细胞，拮抗钙离子对子宫收缩活性，有较好抑制子宫收缩的作用。常用方法为：25%硫酸镁16mL加于5%葡萄糖液100mL中，在30~60min内静脉滴注完，之后以1~2g/h的剂量维持，每日总量不超过30g。用药过程中必须监测镁离子浓度，密切注意呼吸、膝反射及尿量。如呼吸<16次/分、尿量<17mL/h、膝反射消失，应立即停药，并给予钙剂拮抗。因抑制宫缩所需的血镁浓度与中毒浓度接近，肾功能不良、肌无力、心肌病患者禁用。

有学者对硫酸镁的抗早产作用质疑，但发现早产临产前治疗至少12h对胎儿脑神经损伤有保护作用,可减少早产儿脑瘫的发生率。

(3)阿托西班:是一种缩宫素的类似物,通过竞争子宫平滑肌细胞膜上的缩宫素受体,抑制由缩宫素所诱发的子宫收缩,其抗早产的效果与利托君相似。但其副作用少,在欧洲国家广泛使用。

(4)钙通道阻滞剂:是一类可选择性减少慢通道 Ca^{2+} 内流、干扰细胞内 Ca^{2+} 浓度、抑制子宫收缩的药物。常用药物为硝苯地平,其抗早产的作用比利托君更安全、更有效。用法:10mg 口服,每 6~8h 服用 1 次,应密切注意孕妇心率及血压变化。已用硫酸镁者慎用,以防血压急剧下降。

(5)前列腺素合成酶抑制剂:能抑制前列腺素合成酶,减少前列腺素合成或抑制前列腺素释放,从而抑制宫缩。因其可通过胎盘,大剂量长期使用可使胎儿动脉导管提前关闭,导致肺动脉高压;且有使肾血管收缩,抑制胎尿形成,使肾功能受损,羊水减少的严重副作用,故此类药物仅在孕 32 周前短期(1 周内)选用。常用药物为吲哚美辛,初始剂量 50mg,每 8h 口服 1 次,24h 后改为 25mg,每 6h 口服 1 次。用药过程中需密切监测羊水量及胎儿动脉导管血流。

4.控制感染

感染是早产的重要原因之一,应对未足月胎膜早破、先兆早产和早产临产孕妇做阴道分泌物细菌学检查,尤其是 B 族链球菌的培养。有条件时,可做羊水感染指标相关检查。阳性者应根据药敏试验选用对胎儿安全的抗生素,对未足月胎膜早破者,必须预防性使用抗生素。

5.终止早产的指征

下列情况,需终止早产治疗:①宫缩进行性增强,经过治疗无法控制者;②有宫内感染者;③衡量母胎利弊,继续妊娠对母胎的危害大于胎肺成熟对胎儿的好处;④孕周已达 34 周,如无母胎并发症,应停用抗早产药,顺其自然,不必干预,只需密切监测胎儿情况即可。

6.分娩期处理

大部分早产儿可经阴道分娩，临产后慎用吗啡、哌替啶等抑制新生儿呼吸中枢的药物；产程中应给予孕妇吸氧，密切观察胎心变化，可持续胎心监护；第二产程可作会阴后侧切开，预防早产儿颅内出血等。对于早产胎位异常者，在权衡新生儿存活利弊的基础上，可考虑剖宫产。

第四章 分娩期并发症

第一节 子宫破裂

子宫破裂是妊娠期和分娩期极其严重的并发症之一,直接威胁母儿生命,导致灾难性的后果,其中出血、休克、感染是患者死亡的主要原因。子宫破裂的发病率和病因构成比在社会经济发展不同的国家和地区报道中差别很大,美国0.04%~0.1%,中国0.1%~0.55%,非洲部分国家地区高达1%~1.2%。发达国家导致子宫破裂的主要原因是既往剖宫产瘢痕,经济欠发达地区和落后地区的主要原因是梗阻性难产和不当助产。近年来随着剖宫产后再次妊娠病例的增多和前列腺素类药物在催引产领域的广泛应用,子宫破裂的发病率较以前有上升的趋势。

一、病因

子宫破裂的病因主要有瘢痕子宫(包括剖宫产术后和其他子宫手术后)、梗阻性难产、宫缩剂应用不当和助产手术损伤。

1.瘢痕子宫

狭义的瘢痕子宫主要是指既往有剖宫产手术史或子宫肌瘤剔除病史的病例,特别是古典式的子宫体部剖宫产术和剥除时穿透子宫内膜达宫腔的子宫肌瘤手术,对子宫肌壁的损伤较大,形成的瘢痕范围宽,不能承受妊娠子宫胀大和宫缩时的张力,更容易在妊娠晚期和分娩时发生子宫破裂。

广义的瘢痕子宫包括子宫畸形矫形术、子宫角部切除术、子宫破裂修补、子宫穿孔等所有手术操作对子宫造成的损伤。随着外科和妇科微创手术的迅速发展及广泛开展,高频电刀、超声刀等能量器械在手术中的应用给子宫带来了一系列热损伤的问题。甚至常见的腹腔镜下输卵管峡部或间质部妊娠手术时,能量器械操作不当造成子宫角部过度的灼伤，引起中晚孕子宫自发性破裂也时有发生。

2.梗阻性难产

梗阻性难产是子宫破裂常见的原因之一，该类型子宫破裂好发于伴随有子宫肌壁原发和继发病理性改变者，如多产、畸形子宫肌层发育不良、胎盘植入病史等是导致子宫肌壁延展性和抗张能力下降的因素。患者如果同时伴有明显的骨盆狭窄、头盆不称、软产道畸形、盆腔肿瘤、胎位异常和胎儿畸形等因素阻碍胎先露下降时，子宫为克服阻力，体部肌肉强烈收缩，子宫下段被迫拉长、变薄，最终破裂。这也是子宫破裂中最常见类型，破裂处多发生于子宫下段。严重的可以延伸至宫体、宫颈、阴道甚至撕裂膀胱。

3.宫缩剂应用不当

使用前列腺素药物以及催产素等宫缩剂引产、催产，时机把握不当，或超剂量用药都可能会造成子宫平滑肌强烈的痉挛性收缩。值得注意的是在胎膜自然破裂和人工破膜等存在内源性前列腺素释放的情况下，一定要严格控制宫缩剂使用的指征和时机，避免造成子宫收缩效应叠加，导致宫缩过强、子宫破裂。

4.助产手术损伤

分娩时实施助产手术导致的子宫破裂损伤，多是由于不适当或粗暴的手术操作所导致。宫口未开全，强行产钳术或臀牵引术导致子宫颈严重裂伤并上延到子宫下段；臀牵引手法粗暴，未按照分娩机转引起胎儿手臂上举，出头困难，后出头暴力牵拉；忽略性横位内倒转术，毁胎术以及部分人工剥离胎盘术等由于操作不当，均可以造成子宫破裂。第二产程中暴力按压宫底，增加腹压，促使胎儿娩出也是导致子宫破裂的高危因素之一。

二、分类

子宫破裂按照发生时间可以分为妊娠期破裂和分娩期破裂；按照原因可以分为自发性破裂和损伤性破裂；按照程度可分为完全破裂和不完全破裂。

三、临床表现

子宫破裂发生在瘢痕子宫和非瘢痕子宫病例时表现不尽相同，因此对这两类患者的临床表现都要有明确的认识。

（一）非瘢痕子宫

非瘢痕子宫破裂即传统意义上的子宫破裂，几乎均发生于分娩过程中，根据其病程进展可以分为先兆子宫破裂和子宫破裂两个阶段。

1.先兆子宫破裂

多见于产程长、有梗阻性难产高危因素的产妇。典型的表现为腹痛、病理性缩复环、胎心改变和血尿的"四联征"。

（1）腹痛：由于宫缩过强，子宫呈现强直性或痉挛性收缩，产妇因剧烈的腹痛而烦躁不安、呼吸心率增快、下腹部拒按。

（2）病理性缩复环：因为梗阻的存在，子宫平滑肌反应性的强直收缩，导致子宫体部肌层增厚，同时下段肌层在强力拉伸作用下延展、菲薄。从腹壁上观察，宫体部和子宫下段之间形成一个明显的凹陷，称之为"病理性缩复环"，随着宫缩的进展，子宫下段进一步拉伸，病理性缩复环会逐渐上移达到脐平面或以上，如果此时不能得到及时处理，子宫下段最终会因为张力过高而断裂，进展成为子宫破裂。

（3）胎心改变：先兆子宫破裂发生时，子宫平滑肌痉挛，强直性收缩，由于没有充分的平滑肌舒张期，影响有效的胎盘血流灌注和氧气交换，胎儿会因急性缺氧出现胎动频繁，电子胎心监护（ECG）可能出现胎儿心动过速、心动过缓、重度变异减速以及晚期减速等一系列胎儿宫内窘迫的表现。

（4）血尿：梗阻性难产发生时，胎先露部位对膀胱持续性压迫，膀胱壁水肿、黏膜充血，会导致血尿和排尿困难。

2.子宫破裂子宫破裂往往在先兆子宫破裂的进展过程中骤然发生，具体表现如下：

（1）在先兆子宫破裂基础上突然发生。产妇感到下腹部"撕裂样"剧烈疼痛。随后强烈的宫缩短暂停止。产妇自觉腹痛症状会出现一过性的缓解和"轻松感"。但是紧接着，由于羊水、胎儿、血液充盈整个腹腔，产妇很快出现全腹疼痛及腹膜刺激征。

（2）产妇呼吸急促、浅快，出现心率增快、脉搏细弱、血压下降等失血性休克的表现。

（3）全腹部肌紧张，压痛、反跳痛明显，移动性浊音阳性。从腹部可触及明显的胎儿肢体等部位，胎动停止、胎心消失，在胎儿旁有时可扪及收缩的子宫体。经阴道检查可以发现胎先露上移，宫颈口可见鲜血流出，有时可以经宫颈向上扪及子宫下段前壁缺损。

（4）不完全子宫破裂：不完全子宫破裂是指子宫肌层部分或完全断裂，浆膜完整，此时胎儿及胎盘、脐带等附属物仍然在宫腔内。发生子宫不完全破裂时，宫缩疼痛并不明显，可以有少量的阴道流血，胎儿仍然存活，但会出现严重的晚期减速、基线变异消失等缺氧表现。此时破裂的肌层如果累及血管，也会发生严重的腹腔内出血或阔韧带血肿、后腹膜血肿等，并出现失血性休克症状。

（二）瘢痕子宫破裂

发生于既往有子宫手术史或子宫损伤病史的患者，和非瘢痕子宫破裂相比，瘢痕子宫破裂可以发生在妊娠晚期和分娩期。甚至部分严重的病例，如能量器械造成的子宫角部、子宫体部烧灼伤，会发生孕中期自发性子宫破裂，导致腹腔内出血、急腹症。子宫下段剖宫产术后的瘢痕子宫破裂往往缺乏先兆子宫破裂的表现，部分患者仅有下腹部针刺样疼痛或压痛，伴或不伴血尿，临床上还有部分病例无任何阳性表现，只是剖宫产术中意外发现。

四、诊断和鉴别诊断

1.诊断

根据典型的病史、症状、体征，典型的子宫破裂诊断并不困难，关键在于根据病史及时筛查和识别子宫破裂的高危因素，并对其重点监测。在临产时能够及时识别先兆子宫破裂的表现，分辨子宫强直性收缩、腹痛和正常产程中的宫缩痛。当产程中出现宫缩突然消失、胎心消失、产妇心率增快、血压下降等表现时一定要警惕子宫破裂的发生。

对可疑的高危孕产妇建议产程中持续电子胎心监护，及时发现胎儿心动过速、心动过缓、严重变异减速或晚期减速、延长减速等异常。

腹腔穿刺可以明确诊断腹腔内出血，B型超声检查可以协助诊断腹腔内出血、死胎等。

2.鉴别诊断

（1）胎盘早剥：Ⅱ级以上的胎盘早剥会出现子宫强直收缩、宫体压痛、阴道出血、胎儿窘迫或死亡、产妇失血性休克等表现，同子宫破裂的临床表现有诸多类似。但是严重的胎盘早剥一般都存在子痫前期、子痫、严重腹部外伤等病史，腹部检查无病理性缩复环。超声检查见子宫完整，部分病例可见到胎盘后血肿等典型的胎盘剥离影像。

（2）难产伴发绒毛膜羊膜炎：部分病例特别是合并胎膜早破者，由于产程长、多次行阴道检查、胎头旋转等操作可以导致绒毛膜羊膜炎，出现子宫体压痛、激惹等类似先兆子宫破裂的表现。因为感染的存在，绒毛膜羊膜炎患者可伴有羊水异味、白细胞计数和分类升高，CRP及PCT增高等表现。结合病理缩复环、血尿等症状的有无以及B型超声检查，鉴别并不困难。

五、治疗

一般治疗：开放静脉通道，吸氧、输液，做好输血的准备，大剂量广谱抗生素预防感染。

1.先兆子宫破裂

一旦诊断先兆子宫破裂，立即予以抑制宫缩药物输注，肌内注射或静脉输注镇静剂，如盐酸哌替啶100mg肌注，吸入麻醉或静脉全身麻醉，尽快行剖宫产术，抢救胎儿生命。

2.子宫破裂

确诊子宫破裂，无论胎儿存活与否都应当在积极抗休克治疗的同时急诊剖腹探查，尽快找到出血位置，止血。新鲜、整齐、无感染的子宫破裂如果有生育要求可以行创面修补缝合。破口不规则或伴感染者考虑子宫次全切除术。如果子宫破裂口向下延伸至宫颈者建议子宫全切。术中发现有阔韧带巨大血肿时，要打开阔韧带，充分下推膀胱及游离输尿管后再钳夹切断组织。子宫破裂已发生失血性休克的患者尽量就地抢救，避免因搬运加重休克与出血。如果限于当地条件必须转院时，一定要同时进行大量输血、输液抗休克治疗，腹部加压包扎后，依就近原则转运至有救治能力的医疗机构。

六、预防

子宫破裂是严重的产科并发症，根据国内报道，围产儿死亡率高达90%，孕产妇死亡率为12%，一旦发生后果严重，因此子宫破裂重在预防。而且通过系统化的管理和严密观察，绝大多数子宫破裂是可以避免的。

1.健全妇幼保健制度，加强围产期保健管理，及时发现高危孕妇进行追踪管理和适时转诊，按照病情制订适宜的分娩计划。特别强调，对有子宫手术操作史的孕妇尽量取得前次手术操作的原始资料，根据手术记录情况综合评估。

2.强化医务人员的理论实践技能培训，严密观察产程，能够及时识别并正确处理病理缩复环、强直性子宫收缩等异常情况。

3.严格掌握宫缩剂的应用原则，包括缩宫素、前列腺素制剂在促宫颈成熟、催引产的应用规范。对宫缩药物使用的间隔时间、剂量、叠加效应等要熟练掌握，使用时专人看守、做好相关记录。

4.掌握手术助产的适应证和禁忌证，避免因不恰当的粗暴操作造成医源性子宫破裂。对操作困难的产钳助产、内倒转术、毁胎术等，常规在术后探查宫颈、宫腔，必要时可以利用B型超声协助检查。

5.严格掌握剖宫产指征，减少不必要的瘢痕子宫。

6.实施剖宫产后阴道分娩（VBAC），要稳步有序地开展，做到制度先行、规范先行，严格掌握指征，切忌盲目跟风，给医患双方带来不必要的风险和危害。

七、临床特殊情况的思考和建议

子宫破裂临床相对少见，针对产程进展不顺利的孕妇要判断是否存在梗阻性难产。在部分病例中，腹痛和病理性缩复环会因为宫缩痛、胎盘早剥、腹壁脂肪过厚等情况，而容易混淆。当异常产程中发生胎心改变要警惕该病的发生，部分瘢痕子宫导致的子宫破裂可能仅有胎心异常的表现。

第二节 脐带异常

脐带介于胎盘和胎儿之间，是胎儿与母体进行氧气、二氧化碳以及其他物质交换的唯一通道，是胎儿的命脉。如果存在脐带异常情况，就会不同程度地影响胎儿从母体获取生长发育必需的物质，导致胎儿出现一系列的病理性变化甚至死亡。

一、脐带长度异常

正常的脐带长度为30～70cm，平均长度为50～55cm。脐带长度超过70cm称为脐带过长，脐带过长是孕期发生脐带缠绕、脐带打结、脐带脱垂等情况的高危因素。

脐带长度不足30cm称为作脐带过短，一般在孕期没有明显的阳性临床征象，主要表现在临产后，随着胎儿下降，受到牵拉导致脐血管受压，胎儿与母体氧气交换受阻，导致胎儿窘迫。同时脐带牵拉胎儿，阻止其下降，严重的甚至还因为机械张力导致胎盘早剥和子宫内翻。当胎盘位于宫底，脐带至少需要达到32cm才能满足胎儿从阴道娩出的需求，可见胎盘和脐带的位置很关键，因此也有根据脐带与胎盘的相对关系来定义脐带过短的说法。

二、脐带缠绕

脐带缠绕在胎儿颈、躯干、四肢等称为脐带缠绕，临床发生率约为13.7%～20%。其中以脐带缠绕胎儿颈部最为常见，约占90%。无论缠绕部位如何，只要没有张力，脐血管不被压迫，脐带缠绕对母儿无害。但是如果脐带缠绕过紧影响脐血循环，就会导致胎儿缺氧甚至死亡。由于胎儿四肢活动度大，所以脐带缠绕肢体相对绕颈风险较高。严重的颈部脐带缠绕可以导致相对性的脐带过短，在临产时会产生和脐带过短类似的不良影响，如胎先露下降受阻、频发变异减速、胎儿窘迫。胎儿脐带缠绕颈部在产前超声会有特征性表现，多普勒可以显示胎儿颈部血流信号，B型超声可见胎儿颈部"U形"或"W形"压迹。

三、脐带打结

脐带打结有真结、假结之分，脐带假结实质上只是因为脐血管长度不一致或血管与脐带长度不一致，局部卷曲形成外观似"打结"的结构，一般不会对母儿有不良影响。脐带真结是在孕中期胎儿位置不固定，脐带绕躯干时，胎儿在宫内活动穿过脐带环形成真正的结，也有同时存在2～3个真结的情况。一般真结都合并有脐带较长的情况，脐带松弛，血循环不受影响。但孕晚期随着胎儿入盆，特别是临产后胎儿下降，就可能导致真结被拉紧，脐带血流受阻甚至断流，就会出现胎心改变或胎儿死亡。脐带真结是孕晚期和产程中胎儿猝死的主要原因。遗憾的是目前对脐带真结还缺乏可靠的产前确诊的方法，几乎都是在胎儿娩出后诊断。

四、脐带扭转

胎儿在宫内活动可以导致脐带顺长轴扭转呈螺旋样。生理性的扭转对脐血管有一定的保护作用。但过度扭转就会导致脐血管扭曲，管腔狭窄、闭塞，导致胎儿死亡。尤其是当脐带华通胶欠发达，而近脐轮处严重扭转，很容易导致脐带血流阻断。

五、脐带附着异常

一般情况下，脐带应当附着于胎盘中心部位，脐带边缘附着是指脐带和脐血管汇入点在胎盘边缘，由于其形状似球拍，也称为球拍状胎盘，胎盘循环不受影响，对母儿没有危害，均为产后检视胎盘时诊断。

脐带帆状附着是指脐带与胎盘没有直接连接，而是附着于胎膜上，通过绒毛膜与羊膜之间的交通血管和胎盘相连。当交通血管高于胎先露时不影响胎儿胎盘循环交换，如果交通血管低于胎先露或者行走于宫颈内口上方，称为前置血管，就可能会被胎先露压迫阻断，导致胎儿缺氧或死亡。另外在胎膜破裂时，前置的血管同时存在破裂的风险，导致胎儿失血，休克甚至死亡。虽然通过实验室检查有核红细胞、胎儿血红蛋白等方法有助于诊断该疾病，但是对急诊处理没有意义。临床上要特别注意胎膜早破的病例伴阴道流血和胎心下降时，需要考虑血管前置的情况。另外，对孕中期提示脐带由胎盘下缘汇入的孕妇建议在34周行阴道超声多普勒，排除显著的血管前置。

六、脐带脱垂

胎膜未破时，脐带位于胎先露一侧称为脐带隐性脱垂；脐带位于胎先露前方称为脐带先露。胎膜破裂时，脐带和羊水一起从宫颈口脱出至阴道或者外阴称为脐带脱垂。相对正常位置的脐带，隐性脱垂或者低于先露的脐带更容易发生脱垂。脐带脱垂对母体无害，是产科危及胎儿生命的急症之一，发生率0.1%～0.6%，如果处理不及时，脱出的脐带被胎先露压迫，数分钟内就会导致胎儿死亡。

（一）病因

各种可能引起胎先露不能衔接，骨盆入口缝隙过大的原因都可能导致脐带脱垂。主要包括以下几类：胎位异常，如肩先露、臀先露、复合先露等；头盆不称，如骨盆狭窄、高直位、枕后位等导致胎头高浮、贴合不紧；胎儿因素，如早产儿、双胎一胎娩出后；羊水过多；脐带过长等。

(二)诊断

有脐带脱垂高危因素的孕妇,在临产后出现子宫收缩期严重的胎心变异减速或延长减速,通过改变体位、抬高臀部、上推胎先露后能很快改善者要警惕脐带先露或隐性脱垂。部分孕妇阴道检查时可以扪及前羊膜囊有搏动的条索状结构,多普勒超声发现胎先露处的脐带血流信号可以协助诊断。胎膜破裂后发现胎心率显著下降时一定要做阴道检查,了解阴道内和宫颈口有无脐带脱出。

(三)治疗

1.脐带先露或隐性脱垂

胎膜未破、宫缩良好者可采取头低臀高体位,利用重力作用使胎先露退出产道,有利于缓解脐带受压和复还至宫腔内正常位置。在此期间严密持续胎心电子监护,并做好随时剖宫产的准备。

2.脐带脱垂

脐带脱垂短时间内就可以导致胎心消失、胎死宫内。因此发现脐带脱垂时,如果胎儿存活、胎心尚可,一定要尽最大努力利用各种手段让胎儿在最短时间内娩出。

宫口开全、先露低于坐骨棘者采用产钳或胎头吸引助产;臀先露者行臀牵引术。宫口未开全、先露高,或者操作者判断助产困难的产妇应准备立即剖宫产。在胎儿娩出前,要采取头低臀高体位。检查者用一只手将脱出的脐带纳入阴道,保持脐带温度,预防脐动脉痉挛,同时托举胎先露,尽量减轻胎先露对脐带的压迫。除非本地无剖宫产条件,否则不要轻易尝试将脐带纳入宫腔,成功率很低,还可能会加重脐带脱垂和压迫导致胎儿死亡。

如果胎儿已经死亡,则顺其自然,必要时用缩宫素加强宫缩,尽早结束分娩。

(四)预防

1.孕期积极纠正臀先露、肩先露等异常胎位,如果纠正失败,则根据情况尽量择期入院。

2.羊水过多、多胎妊娠、胎头位置异常等先露未衔接者,临产后卧床待产,尽量减少肛查、阴道检查等操作。胎膜早破，先露未衔接的孕妇要卧床休息。

3.胎膜破裂时要及时听诊胎心，若胎心明显改变则立即阴道检查。

4.胎头高浮而需要人工破膜者，一定选择宫缩间期高位破膜，控制羊水流出速度。

5.双胎者在一胎分娩过后注意固定好第二胎的位置，同时严密监测胎心，及时发现异常。

七、脐带病变

（一）单脐动脉

正常脐带由三条血管组成，2条脐动脉和1条脐静脉。单脐动脉（SUA）是指先天缺乏一条脐动脉，是人类常见的脐带畸形之一，发病率0.48%～1.2%。1980年Jassani首次在产前确诊了SUA。目前随着彩色多普勒技术的进步，产前确诊SUA并不困难。

与SUA相关的疾病包括多胎妊娠、胎儿生长受限、妊娠期糖尿病、妊娠期高血压疾病、癫痫、羊水过多、羊水过少等。如果没有发现其他发育异常，单纯的SUA胎儿只需要做心脏超声检查，而并不一定需要核型分析。但是一旦SUA合并了心脏发育异常、中枢神经系统、泌尿系统等其他相关畸形或软指标异常，就要做核型分析排除18－三体以及其他染色体疾病。单纯SUA胎儿出生后远期预后并没有其他异常。

（二）脐带囊肿

脐带囊肿有真假之分。假性囊肿实质上是华通胶液化积聚形成，并没有囊壁等结构。真性囊肿是胚胎遗迹，卵黄囊或尿囊，有上皮结构的包膜。真性囊肿一般很小，没有临床意义，偶尔有较大的囊肿形成可能会压迫脐带血管。此外还有极其罕见的羊膜上皮包涵囊肿，多发、体积小，囊壁内为羊膜上皮。

（三）脐带肿瘤

脐带肿瘤很罕见，多为脐带血管上皮性肿瘤。此外还有肉瘤、黏液瘤、囊性畸胎瘤等。如果瘤体过大压迫脐血管则会影响胎儿生长发育。

（四）脐带水肿

约 10%的新生儿脐带存在水肿，早产儿更明显。除生理性的水肿以外，脐带水肿往往是胎儿水肿的表现之一，如胎儿溶血性贫血、HbBart 水肿等。脐带水肿表现为脐带增粗，华通胶水肿、明亮、质脆，结扎脐带时容易伤及脐血管导致血管断裂。

（五）脐带血肿

脐带血肿多发生于脐血管破裂，血液渗漏到华通胶中形成闭合性血肿，发病率 1/13000～1/5000。发生原因主要是血管发育异常，血管壁弹性差、抗张能力不足，当发生脐带扭转、牵拉时血管壁破裂。如果破损严重，出血量多，会在短时间内形成脐带内大血肿，压闭血管管腔，围产儿死亡率可达 90%。

八、临床特殊情况的思考和建议

脐带绕颈在孕期多可通过超声检查诊断，虽然脐带缠绕不是阴道分娩的禁忌，但产程中频发重度变异减速的病例要考虑脐血管受压，需要根据产程进展决定分娩方式。

发现胎儿单脐动脉的孕妇须结合年龄、孕产史、系统超声及胎儿心脏结构异常等情况综合判定是否予以胎儿核型分析。单纯的单脐动脉有条件者建议行无创基因筛查。

血管前置和脐带脱垂都会导致胎儿灾难性后果的发生，前者重在筛查，后者重在应急处理，平素的规范化应急演练非常重要。

第五章 妇产科手术

第一节 围手术期准备

妇产科手术是涉及妇产科、手术室、麻醉科工作人员共同配合完成的外科医疗活动。在实施手术前，医务人员、患者及家属均要做好一系列围手术期准备工作。

一、思想准备

（一）医务人员

医务人员必须认真了解患者的精神心理状态、对治疗疾病的信心。同时医务人员必须掌握该患者的手术适应证，准备工作应充分，按照《手术风险评估制度》对手术范围、手术难度、手术风险、利弊及预期手术时间等进行综合评估。

（二）患者及家属

患者及家属对手术都会有顾虑和恐惧心理，医务人员必须针对其心理状态做必要解释，消除患者及家属的顾虑，使其充满信心并积极配合医务人员。

二、手术前常规化验检查

（1）血、尿常规，凝血功能及相关检查，肝、肾功能，血型，传染指标检测，心电图，胸片是术前的必做项目。

（2）高龄全麻患者（65岁以上）需测定血糖、血脂、电解质，并增加做心肺功能等检查。

（3）患者住院时间超过2周或病情急剧变化者，术前应重新对患者进行评估。

（4）急诊术前可根据患者的病情对一些不能即刻出结果的化验先留取标本，并于抢救后及时查对化验结果。

三、术前阴道准备

术前 3 天安尔碘Ⅲ型黏膜消毒剂或 1%苯扎溴铵溶液擦洗阴道，每天 1 次。

四、术前常规肠道准备

（1）经腹或腹腔镜下行子宫附件切除、子宫切除术或腹腔镜探查术，术前 1 天行肥皂水灌肠 1 次或酌情行清洁灌肠及肠道准备。

（2）广泛子宫切除术、卵巢癌肿瘤细胞减灭术等需做肠道准备。

（3）疑异位妊娠者，手术前禁止灌肠。

五、术前特殊肠道准备

对盆腔粘连严重，手术时有损伤肠道可能或怀疑为肿瘤转移者，手术前应做肠道准备。

（1）术前 3 天无渣流质饮食。

（2）术前 3 天口服肠道抑菌药物，常用药物：卡那霉素 1g，每天 2 次；甲硝唑 0.4g，每天 3 次；维生素 K 4mg，每天 3 次。

（3）术前 1 晚及手术当天晨时清洁灌肠。

六、术前其他准备

（1）手术前 1 天晚 10 点后禁饮食。

（2）执行《手术分级授权管理制度》，对手术进行分级，对手术医师进行分级及授权，明确各级医师的手术范围。

（3）执行《手术安全核查制度》，接患者入手术室前，必须仔细核对床号、姓名、性别、住院号，核实手术方式，标记手术部位，摘除首饰及配件，取下非固定义齿。

（4）凡感染性疾病，术前需准备培养管，以便术中采样做细菌培养及药敏，作为手术后用药参考。

（5）备好术前、术中用药。

（6）手术时需做冷冻切片者应先与病理科联系，做好进行冷冻切片的准备。

（7）麻醉科医师访视患者，决定麻醉方式，评估麻醉风险，告知患者委托人或患者本人麻醉风险。

七、术前沟通并签字

（一）术前沟通

术前由术者或第一助手（主治医师以上）向患者和家属做好手术知情沟通，并记录在病案内，沟通内容包括以下几点：

（1）患者病情、术前诊断及总体预后。

（2）拟行手术方式、风险和预期治疗效果。

（3）可能发生的并发症和预防并发症的措施。

（4）可供患者选择的其他手术方式和非手术疗法。

（5）术中和术后可能使用的血或血制品及使用所带来的风险，以及其他可供选择的替代品。

（二）签署相关法律文书

依法完成术前相关法律文书签订，包括诊疗委托书、输血治疗同意书、手术知情同意书、重大手术通知书、麻醉知情同意书、特殊材料选择同意书等。

八、手术后护理

（1）手术完毕，患者由麻醉科医师护送回病室，并向值班护士交代手术过程及护理注意事项。

（2）术后密切观察患者生命体征。术后血压监测，半小时1次，至少6次，并记录；或者术后24小时内持续心电监护。手术创面大、渗血多或合并心脏病者，应延长血压监测时间。必要时进入重症监护室（ICU）进行监护。

（3）手术后为减轻伤口疼痛，可给予镇静剂、止痛剂或者带持续镇痛泵。

（4）根据手术范围、手术后患者全身情况、肠功能的恢复及饮食情况等决定是否需补液、补液内容及补液量等。

（5）饮食：①小手术或非腹部手术、手术时间短、麻醉反应不大者，术后可随患者需要给予流质、半流质或普通饮食。②全子宫切除术或其他大手术，手术当天禁食，术后第1天流质饮食；待胃肠功能恢复，肛门自动排气后，半流质饮食；排便后改为普通饮食。

（6）术后呕吐、腹胀：①手术后短期呕吐，常由麻醉反应引起，可选阿托品0.5mg肌内注射，或盐酸昂丹司琼注射液4mg肌内注射，或盐酸恩丹西酮注射液8mg肌内注射。②一般患者在手术后48h内可自行排气。若48h后仍无自动排气，反而腹胀较剧烈，则应排除粘连引起的肠梗阻或麻痹性肠梗阻。除上述情况，可给腹部热敷、肌内注射新斯的明0.5～1mg、放置肛管排气及温肥皂水灌肠等。

（7）胃肠减压管的管理：应注意减压管是否通畅，引流液的色泽、量、性质等，并记录，以便调整补液量。

（8）引流管的管理：放置腹部－盆腔或阴道－盆腔引流管者，注意检查引流管是否通畅，引流液的量、色泽、性质等，并记录。一般24～72h取出，如排液多或者需要腹腔药物治疗，可适当延长留置时间。放置腹部切口、腹股沟或者外阴部的负压引流管，引流量多时适当延长放置时间。

（9）起床活动：①根据患者手术创伤程度，鼓励患者尽早采用床上活动或下床活动，并根据患者全身情况逐渐增加活动量。早日起床活动有利于肠蠕动的恢复，增进食欲，减少肺部并发症及预防血栓等。②老年患者，特别是全身麻醉后，或患有慢性支气管炎、肺气肿等，应协助定期翻身，鼓励咳嗽，有利于预防肺部感染或促进炎症的消退。③有下肢静脉血栓形成高危因素者，术中、术后下肢穿弹力袜，术后按摩，早日下床活动，可同时加用抗凝的低分子量肝素等防止血栓形成。

第二节 外阴阴道手术

一、前庭大腺手术

（一）前庭大腺囊肿切除术

1.适应证

前庭大腺囊肿反复发作非急性感染期，为达到根治目的要求手术切除者。

2.禁忌证

前庭大腺囊肿急性感染期或脓肿已形成者。

3.术前准备

（1）月经干净3～7d内手术。

（2）术前安尔碘Ⅲ型黏膜消毒剂擦拭外阴、阴道，每天1次，共3d。

（3）排空膀胱。

（4）术前0.5～1h应用抗生素。

4.麻醉与体位

硬膜外麻醉、骶管麻醉或局部浸润麻醉。患者取膀胱截石位。

5.手术步骤

（1）在小阴唇内侧黏膜与皮肤交界处偏黏膜侧，做一与囊肿纵径相近的纵向切口，切口长度以距囊肿上、下两端各0.5～1cm为宜。

（2）分离囊肿与阴道黏膜间结缔组织，以组织钳夹持囊壁做牵引，钝性加锐性完整游离囊壁到根部，钳夹切断缝扎囊壁基部组织与血管，切除囊肿。

（3）2-0号肠线/可吸收线或4号丝线，自基底部由里向外行荷包状或间断缝合，关闭残腔。

（4）修剪多余的皮肤和黏膜，用 3-0 号肠线/可吸收线或 1 号丝线间断缝合阴道黏膜，如囊肿切除后残腔大者，可考虑放置橡皮片引流。

6.术后处理

（1）术后每天安尔碘Ⅲ型黏膜消毒剂清拭外阴，共 3～5d。

（2）应用有效抗生素 24～48h。

（3）注意观察手术部位有无血肿。

（4）术后 24h 拔除引流皮片，如需拆线，术后 5d 拆线。

（二）前庭大腺脓肿切开引流术

1.适应证

前庭大腺脓肿形成或囊肿局部已有波动者。

2.禁忌证

前庭大腺急性炎症期，尚未形成脓肿者。

3.术前准备

（1）术前安尔碘Ⅲ型黏膜消毒剂擦拭外阴、阴道，每天 1 次，共 3d。

（2）术前 0.5～1 小时应用抗生素。

（3）排空膀胱。

4.麻醉与体位

局部浸润麻醉或会阴部神经阻滞麻醉。患者取膀胱截石位。

5.手术步骤

（1）在小阴唇内侧黏膜与皮肤交界处，沿脓肿的直径弧形切开，切口长度应与脓肿长度等长，以利于彻底引流。

（2）排除脓液，清洗脓腔，用生理盐水及抗生素液反复冲洗脓腔，放置皮片引流。

6.术后处理

（1）术后每天消毒液冲洗外阴，便后清洗。

（2）术后 24h 去除皮片引流。

（3）当无分泌物排出或脓腔变浅时，应用1∶5000高锰酸钾或其他外阴消毒液坐浴，每天1次。

（4）应用抗生素治疗。

（5）禁性生活1个月。

二、无孔处女膜切开术

（一）适应证

（1）青春期一经确诊为先天性无孔处女膜，应立即手术，以免经血潴留时间过长，导致阴道子宫腔积血，继发输卵管感染、粘连、破裂及子宫内膜异位症等并发症。

（2）幼女可待发育稍成熟后再行手术。

（二）术前准备

常规消毒外阴，术前排空膀胱。

（三）麻醉与体位

局部浸润麻醉或腰骶部麻醉。患者取膀胱截石位。

（四）手术步骤

（1）在经期于阴道口膨隆处中央行穿刺，抽出少量淤积的经血证实为无孔处女膜。如在月经来潮前手术，切开前以金属导尿管入膀胱作为引导，以免误伤膀胱。必要时，在闭锁的处女膜内注入亚甲蓝以帮助识别阴道。如闭锁部位高，且间隔的组织较厚时，可用金属导尿管插入尿道、膀胱，以示指伸入肛门做标志，引导切割闭锁处，以免损伤尿道、膀胱或直肠。

（2）左手戴双重手套，示指入肛门，将阴道壁顶起作为引导，于阴道口膨隆处做"X"形切口，达处女膜环，切开后的阴道口应能通过两指。

（3）切开闭锁的处女膜后，潴留的黯黑色黏稠经血流出，拭净阴道内积血，查看子宫颈。如子宫颈较窄，应用小号子宫颈扩张器予以扩张，使宫腔内积血流出。输卵管积血多能逐渐排出，不可揉捏、按压腹部，以免破裂或使更多积血流入腹腔。

(4）修剪处女膜切缘，形成圆形阴道处女膜口。

(5）处女膜切缘出血处用 2-0 号肠线做间断缝合。

（五）术后处理

(1）清洗外阴，不宜坐浴或阴道灌洗，以防止上行感染。

(2）半卧位休息，术后即可坐起或下床活动，以利经血流出。

(3）对闭锁位置高，组织厚者，可放置阴道模具。

三、会阴切开术

（一）适应证

(1）外阴组织紧张者。

(2）初产妇产钳术、胎头吸引术及臀位助产术。

(3）第二产程延长者。

(4）缩短第二产程。

(5）早产儿防止颅内出血者。

（二）术前准备

常规外阴消毒、导尿。

（三）麻醉与体位

会阴部神经阻滞及局麻。患者取膀胱截石位。

（四）手术步骤

(1）会阴侧切术：当宫缩时，左手中、示指伸入阴道内，撑起左侧阴道壁，用会阴切开剪刀自会阴后联合中线向产妇左侧 45° 方向剪开会阴，长 4～5cm。胎儿胎盘娩出后，用 2-0 号可吸收线间断缝合阴道黏膜和肛提肌。用 2-0 号可吸收线间断缝合皮下组织及 3-0 号可吸收线缝合皮肤。

(2）会阴正中切开术：于会阴后联合中间切开，长 2.5～3cm。胎儿胎盘娩出后，用 2-0 号可吸收线间断缝合阴道黏膜及肌肉，亦可将肌肉与皮下组织间断缝合。用 3-0

号可吸收线缝合皮肤。

（3）会阴旁正中切开术：会损伤前庭大腺和前庭球，出血多。

（五）术后处理

（1）会阴擦洗，每天 2 次。

（2）术后 3～5d 拆线。

（3）酌情应用抗生素。

四、产钳术

产钳术是利用产钳作为牵引力或旋转力，以纠正胎头方位、协助胎头下降及胎儿娩出的产科手术。根据手术时胎头双顶径及骨质最低部在骨盆内位置的高低而分为出口产钳、低位产钳、中位产钳术及高位产钳术 4 类。不用分开阴唇在阴道口就能看到胎儿头皮，胎头骨质部分已经到达骨盆底，矢状缝位于骨盆出口平面的前后径上；胎方位为枕左前、枕右前、枕左后或枕右后，胎头达到会阴部，旋转不超过 45°为出口产钳。胎头骨质部分达到或超过+2 水平但未达到骨盆底，旋转<45°或>45°为低位产钳。胎头骨质部分位于 0 和+2 之间为中位产钳。胎头骨质部分位于 0 或以上为高位产钳。

（一）适应证

（1）第二产程延长者。

（2）胎儿窘迫或有并发症需要缩短第二产程者。

（3）有子宫瘢痕者。

（4）颏前位或臀后位出头困难者。

（二）术前准备

（1）常规外阴消毒，导尿。

（2）初产妇行会阴切开术。

（三）麻醉与体位

双侧会阴部神经阻滞及局麻。患者取膀胱截石位。

（四）手术步骤

（1）若为枕前位、枕后位或枕横位，可先徒手转胎头，使矢状缝与骨盆出口前后径方向一致。

（2）以左手持左钳柄，使钳叶垂直向下，撑开阴道壁，右手掌面向上伸入胎头与阴道后壁之间，将左钳叶沿右手掌伸入掌与胎头之间，右手指引钳叶向胎头左侧及向内滑行，同时钳柄逐渐向下并微向逆时针方向旋转，最后钳叶与钳柄在同一水平位上，左钳叶置于胎头左侧顶颞部。

（3）右手垂直持右钳柄，左手伸入胎头与阴道右后壁之间。将右叶产钳置于左叶产钳上面，按放置左叶产钳法放置右叶产钳，使其达左钳叶相对应的位置。

（4）检查无阴道壁或子宫颈组织夹入后，合拢钳锁，向外向下牵拉产钳。

（5）胎头枕骨结节越过耻骨弓下方时，逐渐将钳柄向上提，使胎头仰伸而娩出。

（6）撤下产钳，娩出胎体及胎盘，缝合软产道。

（五）术后处理

（1）会阴擦洗，每天2次。

（2）术后3~5d拆线。

（3）酌情应用抗生素。

（4）产程长者，留置导尿管24h。

第三节　子宫手术

一、子宫颈活检术

（一）适应证

（1）子宫颈赘生物需要确诊者。

（2）子宫颈细胞巴氏Ⅲ级及以上者或阴道脱落细胞学检查找到癌细胞需经病理证实者。

（3）薄层液基细胞学检查提示不明意义的非典型鳞状上皮，或者为低级别鳞状上皮内病变或高级别鳞状上皮内病变。

（4）阴道镜检查发现可疑病变或临床检查可疑子宫颈癌或癌前病变者。

（二）禁忌证

生殖器官急性炎症或阴道有明显感染征象。

（三）术前准备

（1）常规阴道分泌物检查。

（2）排空膀胱。

（四）麻醉与体位

不需要麻醉，患者取膀胱截石位。

（五）手术步骤

（1）安尔碘Ⅲ型黏膜消毒剂消毒外阴及阴道。

（2）铺无菌洞巾。

（3）阴道窥器暴露子宫颈，擦去子宫颈黏液，安尔碘Ⅲ型黏膜消毒剂消毒子宫颈，用活检钳钳取病变部位组织，阴道镜检查可疑处或碘试验不着色处及3点、6点、9点、12点处，于鳞-柱状上皮交界处各取约直径为0.5cm的组织。

（4）子宫颈局部填塞带尾线纱布或棉球压迫止血，必要时缝合止血。

（六）术后处理

（1）子宫颈活检组织装瓶、固定，送病理科检查。

（2）纱布压迫止血者，24h取出。

二、子宫颈息肉摘除术

（一）适应证

子宫颈息肉。

（二）禁忌证

生殖道急性炎症。

（三）术前准备

（1）月经干净 3～7d 内手术。

（2）术前常规检查阴道分泌物。

（3）术前子宫颈细胞学检查，必要时行阴道镜检查。

（4）排空膀胱。

（四）麻醉与体位

无须麻醉，患者取膀胱截石位。

（五）手术步骤

（1）安尔碘Ⅲ型黏膜消毒剂常规消毒外阴、阴道，铺无菌洞巾。

（2）阴道窥器暴露子宫颈，擦去子宫颈黏液，安尔碘Ⅲ型黏膜消毒剂消毒子宫颈。

（3）蒂部细的小息肉可用长弯钳钳夹后向同一方向旋转扭断；蒂部粗的息肉需先扩张子宫颈后再钳夹、扭转；子宫颈管内的小息肉可在扩宫后用锐利的小刮匙去除。宽底无蒂的息肉可用电刀切除。

（4）蒂部出血，可填塞无菌纱布或纱球压迫止血，也可局部电凝、微波止血。蒂部粗者可结扎或用丝线缝扎。

（六）术后处理

（1）阴道填塞纱布或纱球者，24h 内取出。

（2）适当休息，1 个月内禁止盆浴及性生活 1 个月。

（3）切除的息肉用 10%甲醛固定，送病理科检查。

（4）术后 1 个月门诊复查。

三、子宫肌瘤切除术

子宫肌瘤切除术是切开子宫肌层，将肌瘤从假包膜中剔除，然后整形缝合子宫的手术。此术式使患者术后能继续行经,并恢复和改善生育能力。可通过腹腔镜、宫腔镜、经腹(开腹)和经阴道(非宫腔镜)等多种途径完成。

(一)适应证

(1)子宫肌瘤为原发不孕或习惯性流产的主要原因之一,男女双方检查有生育可能者。

(2)子宫肌瘤有变性或数目不多者,患者年轻(年龄≤45岁)需要保留子宫者。

(3)子宫肌瘤患者年轻而且没有子女者,或已有子女,但对摘除子宫有顾虑,要求保留子宫者。

(4)子宫肌瘤引起月经紊乱、经量过多、合并贫血、肿瘤较大,需要保留生育功能的患者。

(二)禁忌证

(1)异常子宫出血,疑有生殖器官恶性病变可能者。

(2)各种疾病的急性期或严重的全身性疾病。

(3)盆、腹腔急性炎症期或慢性炎症急性、亚急性发作。

(4)月经期或阴道流血时间过长,疑有盆腔潜在感染,未治疗者。

(5)子宫腺肌瘤。

(三)术前准备

(1)子宫颈细胞学检查,排除子宫颈病变。

(2)不规则阴道出血者,注意排除子宫内膜病变。

(3)检查有无阴道和盆腔感染。

(4)月经干净3~7d内手术为最佳。

(5)术前0.5~1h用抗生素。

(四)麻醉与体位

持续性硬膜外麻醉或者气管内插管全身麻醉。患者取仰卧位。

（五）手术步骤

经腹（开腹）子宫肌瘤切除术。

1. 切口

下腹正中左旁纵向切口或耻骨联合上两横指横向切口，逐层切开腹壁各层。

2. 探查

了解子宫肌瘤大小、部位、深浅、数目，以决定子宫切口。

3. 暴露盆腔

分离与子宫、附件粘连的大网膜和肠管后排垫肠管，暴露盆腔手术野。

4. 阻断子宫血供

上提子宫体部，在子宫峡部左、右侧阔韧带无血管区各做一小切口，用胶管止血带分别穿过小切口，汇合于子宫前方，束扎子宫动、静脉，暂时阻断两侧子宫动脉上行支。亦可肌内注射垂体后叶素刺激子宫收缩。

5. 切开子宫肌壁和肌瘤包膜

在肌瘤表面血管较少的部位，视肌瘤大小行纵形、梭形或弧形切口，深至肌瘤包膜。

6. 剔除肌瘤

钳夹提拉肌瘤瘤核，并沿瘤核表面钝性分离包膜，至基底部血管较多时，分次钳夹血管，切除肿瘤，缝扎或结扎残端。

7. 缝合关闭瘤腔

修剪肌瘤包膜和多余的子宫肌壁，用可吸收线行"8"字形或连续缝合1~2层，封闭瘤腔。

8. 缝合浆肌层

用可吸收线行间断、"8"字形或者连续缝合浆肌层，必要时可连续缝合包埋切缘。

9. 彻底止血

松开止血带，观察子宫肌壁切口是否出血，必要时缝扎止血。

10.关腹

冲洗子宫切口和盆、腹腔,必要时放置腹腔引流管,分层缝合腹壁各层。

(六)术后处理

(1)注意外阴清洁,如术中可能进入宫腔,术前 3h 内至术后 24h 内预防性应用抗生素,注意患者体温变化。

(2)术后保留导尿管 24h。

(3)术后可适当用缩宫素,注意阴道流血情况。

(4)如需拆线,术后 7d 拆线。

(5)长期随诊,注意有无肌瘤复发。

(6)术后常规避孕 0.5~2 年,浆膜下肌瘤或者对子宫损伤小的情况下,术后 3 个月可考虑妊娠。

四、子宫切除术

子宫切除术按手术途径分为经腹部子宫切除术、经腹腔镜子宫切除术和经阴道子宫切除术 3 种。按照手术范围分为次全子宫切除术、全子宫切除术、次广泛子宫切除术和广泛性子宫切除术 4 种。全子宫切除术又分为筋膜外全子宫切除术和筋膜内全子宫切除术 2 种。每种术式各具有其手术指征,各具有优、缺点。

(一)次全子宫切除术

次全子宫切除术又称部分子宫切除术,手术切除子宫体,保留子宫颈。

1.适应证

(1)子宫体部及附件良性肿瘤或病变需要切除子宫,子宫颈无明显病变,年龄在 45 岁以下或要求保留子宫颈者。

(2)子宫破裂、子宫内翻、产后大出血等紧急情况,必须切除子宫者。

(3)因各种原因切除子宫,但切除子宫颈异常困难者。

(4)必须切除子宫,但合并严重全身性疾病,对手术耐受性较差者。

（5）子宫体部及附件恶性肿瘤姑息性手术者。

2.禁忌证

（1）子宫颈有严重病变，如宫颈上皮内瘤变或子宫颈细胞学检查有可疑病变者，不宜保留子宫颈。

（2）子宫肌瘤恶变或有其他子宫恶性病变者。

（3）盆、腹腔急性炎症期，或慢性炎症急性、亚急性发作者。

（4）各种疾病的急性期或严重的全身性疾病，不能承受手术者。

（5）月经期或阴道流血时间过长，疑有盆腔潜在感染，未治疗者。

3.术前准备

（1）妇科检查确定子宫及附件病变程度和范围，以及子宫大小、位置、活动度、与附件和邻近脏器关系。

（2）子宫颈细胞学检查，排除子宫颈病变；不规则阴道出血者，注意排除子宫内膜病变。

（3）检查有无阴道和盆腔感染。

（4）月经干净 3～7d 为最佳时机。

4.麻醉与体位

持续性硬膜外麻醉或者气管内插管全身麻醉。患者取仰卧位。

5.手术步骤

经腹（开腹）次全子宫切除术。

（1）切口：同子宫肌瘤切除术。

（2）探查盆腔：了解子宫、附件及与周围脏器的关系。怀疑肿瘤恶变时，还应探查横隔、肝、脾、胃、肾、肠、大网膜及淋巴结转移等。探查完毕，以盐水大纱布垫开肠管，充分暴露手术野。

（3）提拉子宫：用两把长弯血管钳，沿子宫角直达卵巢固有韧带下方，夹持子宫两侧向上牵引。

(4) 缝扎圆韧带：以组织钳提起圆韧带，在距子宫附着点 2~3cm 处，用中弯血管钳钳夹，切断，以 7 号丝线或 1-0 号可吸收线贯穿缝合结扎远侧端。

(5) 处理附件：如不保留卵巢，将子宫及输卵管、卵巢向上向侧方提拉，术者用手指或血管钳将阔韧带向前顶起，避开血管打洞，以 3 把粗中弯血管钳，向外向内，并排钳夹住卵巢悬韧带，钳夹后检查无其他组织，于第 2、第 3 把钳子之间切卵巢悬韧带，7 号丝线贯穿缝扎两次。对侧同法处理。如保留附件，用中弯钳夹住输卵管峡部及卵巢固有韧带，切断，7 号丝线贯穿缝扎两次。

(6) 剪开膀胱腹膜反折，下推膀胱：于子宫侧圆韧带断端处，在阔韧带两叶之间，插入钝头剪刀，沿子宫附着的边缘，分离并剪开阔韧带前叶及膀胱腹膜反折，直达对侧圆韧带断端下方阔韧带处。亦可用无齿镊提起膀胱腹膜反折中央的疏松游离部分，剪开，并向两侧剪开达双侧圆韧带断端处。以血管钳提起膀胱腹膜反折边缘，用手指或刀柄沿膀胱筋膜间的疏松组织，向下及两侧钝行剥离推开膀胱，达拟切除部分稍下，相当于子宫内口略下，侧边达子宫颈旁 1cm。

(7) 分离及剪开阔韧带后叶：贴近子宫剪开阔韧带后叶达子宫骶骨韧带附近，轻轻推开阔韧带内疏松组织，显露出子宫动、静脉。

(8) 处理子宫血管：用 2 把直扣血管钳和 1 把弯扣血管钳，于子宫峡部水平垂直钳夹切断子宫动、静脉，断端以 10 号丝线和 7 号丝线各做一道贯穿缝扎。对侧以相同方法处理。

(9) 切除子宫体：于子宫内口水平楔形切除子宫体，用组织钳将子宫颈残端提起。子宫颈断端用安尔碘Ⅲ型黏膜消毒剂消毒后，用 1-0 号可吸收线做"8"字或间断缝合。

(10) 子宫颈残端悬吊（非必需步骤）：用 10 号丝线将圆韧带及附件残端分别缝合、固定于子宫颈残端两侧。

(11) 重建盆腔腹膜：检查清理子宫颈断端创面，止血后，从一侧卵巢悬韧带断端开始，将腹膜提起，以 1 号丝线或 3-0 号可吸收线做连续或间断缝合，直达对侧卵巢悬韧带断端，缝合时将各断端翻在腹膜外，使盆腔腹膜化。

（12）关腹：冲洗盆、腹腔，必要时放置引流管，分层缝合腹壁各层。

6.术后处理

（1）保留导尿管24h。

（2）应用抗生素预防感染24～48h。

（3）术后半个月内不宜活动过多，1个月内禁止性生活。

（二）筋膜外全子宫切除术

1.适应证

（1）子宫肌瘤等良性疾病需要切除子宫，子宫颈有严重病变，或年龄较大的患者。

（2）早期子宫恶性肿瘤患者，如子宫内膜癌、子宫颈原位癌。

（3）盆腔炎性肿块、结核性包块等经非手术治疗无效者。

2.禁忌证

（1）子宫肌瘤合并有子宫颈癌IA期以上或较晚期的子宫肿瘤或附件恶性肿瘤患者不宜行单纯全子宫切除术。

（2）盆、腹腔急性炎症期，或慢性炎症急性、亚急性发作者。

（3）各种疾病的急性期或严重的全身性疾病，不能承受手术者。

（4）月经期或阴道流血时间过长，疑有盆腔潜在感染，未治疗者。

（5）需要保留生育功能者。

3.术前准备

同次全子宫切除术。

4.麻醉与体位

同次全子宫切除术。

5.手术步骤

（1）从开腹至处理子宫血管的手术步骤同子宫次全切除术。

（2）处理主韧带和子宫骶骨韧带：向头侧提拉子宫，进一步下推膀胱至子宫颈外口水平以下，同时向两边缓慢推挤输尿管。推开膀胱，摆正子宫位置，以直扣钳紧贴子宫颈，同时钳夹骶主韧带（或先后钳夹一侧主韧带及子宫骶骨韧带）。紧贴子宫颈切断。10号丝线缝合断端。必要时重复钳夹、切断、缝扎，直至子宫颈旁组织完全切断，子宫颈充分游离。相同方法处理对侧。

（3）切除子宫：提起子宫，以纱布垫围绕子宫颈，在阴道前穹隆处横切小口，自此沿穹隆环状切断阴道，子宫随之切除。用1块小纱布拭去子宫颈及阴道黏液下推入阴道，阴道断端以4把组织钳钳夹牵引。

（4）缝合阴道断端：阴道断端以安尔碘Ⅲ型黏膜消毒剂消毒，取出围绕子宫颈的纱布，以1-0号可吸收线连续锁扣式缝合或"8"字形间断缝合。

（5）缝合盆腔腹膜：同次全子宫切除术。

（6）关腹：冲洗盆、腹腔，分层缝合腹壁各层。术毕消毒后取出阴道内纱布。

6.术后处理

（1）保留导尿管24h。

（2）应用抗生素预防感染24～48h。

（3）阴道断端出血：全子宫切除术后2d，可能有少量阴道出血，多为术中残留的阴道积血，不需处理。术后7d左右，由于缝线吸收和脱落，可发生局部少量渗血，多为淡红色或浆液性渗出，持续2～3周逐渐减少而消失。若出血持续时间较长，应注意有无感染，进行检查，根据情况处理。如术后短时间内发生阴道活动性出血，应立即进行检查，找出原因，如为断端出血，可用纱布压迫；如为活动性出血，应立即局部结扎或钳夹止血，量多者应重新打开腹腔止血。术后2周后突然大量出血，多因线结脱落或感染，断端感染裂开者，可用安尔碘Ⅲ型黏膜消毒剂纱布压迫，如为盆腔血肿，必要时开腹止血。

（4）术后半个月内不宜活动过多，1个月内禁止性生活。

（三）筋膜内全子宫切除术

手术切除子宫体部及子宫颈筋膜以内的子宫颈组织。

1.适应证

子宫及子宫颈良性病变者,已排除子宫颈癌或子宫内膜癌。

2.禁忌证

同筋膜外全子宫切除术。

3.术前准备

同筋膜外全子宫切除术。

4.麻醉与体位

同筋膜外全子宫切除术

5.手术步骤

(1)从开腹至处理子宫血管的手术步骤同筋膜外全子宫切除术。

(2)切除子宫:环绕子宫颈周围填入小纱布1块,尽可能上提子宫,环形切开子宫峡部3~5cm,钳夹并下推子宫颈四壁筋膜,沿子宫颈筋膜深面逐渐向下切开,切除子宫体部及筋膜内子宫颈组织。将子宫颈外口筋膜上提,与子宫颈内口处筋膜对合后钳夹,以止血和牵引。

(3)缝合子宫颈筋膜:取出环绕切缘的纱布,用安尔碘Ⅲ型黏膜消毒剂擦拭子宫颈残端,并向阴道内塞入小纱布1块,然后用2-0号可吸收线连续扣锁缝合子宫颈筋膜边缘1圈,间断"8"字形关闭子宫颈筋膜内缘。

(4)创面检查:包括各缝合点、分离创面有无活动性出血,有无组织器官损伤和被缝扎等。有活动性出血者应缝扎止血。

(5)重建盆腹膜:冲洗、清理手术创面,用2-0号可吸收线间断缝合关闭盆腹膜,包埋双侧附件、圆韧带断端和子宫颈筋膜残端。

6.术后处理

同筋膜外全子宫切除术。

五、剖宫产术

剖宫产术指妊娠 28 周后,切开腹壁与子宫壁,取出体重 1000g 以上的胎儿及胎盘。

（一）适应证

1.产道异常

（1）头盆不称：骨盆显著狭小或畸形；相对性头盆不称者，经过充分试产胎头仍未入盆者。

（2）软产道异常：瘢痕组织或盆腔肿瘤阻碍先露下降者；子宫颈水肿、坚硬不易扩张者；先天性发育异常。

2.产力异常

原发性或继发性宫缩乏力经处理无效者。

3.胎儿异常

（1）胎位异常：横位，颏后位，高直后位；枕后位或枕横位合并头盆不称或产程延长，阴道分娩有困难及危险。臀位合并以下情况放宽剖宫产指征：足先露，骨盆狭窄，胎膜早破，胎头过度仰伸，宫缩乏力，完全臀位而有不良分娩史者，估计胎儿在 3500g 以上者。

（2）胎儿窘迫：经吸氧等处理无效，短期内不能阴道分娩。

（3）脐带脱垂：胎儿存活。

（4）胎儿过大：估计>4000g，可疑头盆不称。

4.妊娠并发症

（1）产前出血：如前置胎盘，胎盘早剥。

（2）瘢痕子宫：有前次剖宫产史，前次的手术指征在此次妊娠依然存在，或估计原子宫切口愈合欠佳者，以及前次剖宫产切口位于子宫体部；如曾做过子宫肌瘤切除术且切入宫腔者，此次亦应考虑剖宫产术。

（3）妊娠合并症或并发症病情严重者不易耐受分娩过程，需做选择性剖宫产，如妊娠合并严重的心脏病、糖尿病、肾病等；先兆子痫前期或子痫控制 2h 短期内不能经阴道分娩者，肝内胆汁淤积等。

（4）做过生殖道瘘修补或陈旧性会阴Ⅲ度撕裂修补术者。

（5）先兆子宫破裂无论胎儿存活与否均应做剖宫产术。

（6）高龄初产妇，多年不育或药物治疗后受孕者，或有难产史而无胎儿存活者。

（7）胎儿珍贵：如以往有难产史又无胎儿存活者，反复自然流产史，迫切希望得到存活胎儿者，均应适当放宽剖宫产指征。

（8）胎儿畸形：如双胎联胎。

（二）禁忌证

死胎、严重畸形或生后无存活能力的胎儿经过处理后能经阴道分娩者，应视为剖宫产禁忌。

（三）术前准备

（1）术前查血常规、凝血功能及尿常规。

（2）术前常规备皮、备血、留置导尿管。

（3）若为选择性剖宫产，术前晚进流食，术日晨禁食。

（4）术前禁用呼吸抑制剂，如吗啡等，以防新生儿窒息。

（5）胎儿未成熟者应用促胎肺成熟药物，做好常规新生儿复苏和急救准备。

（6）产妇有酸中毒、脱水、贫血等合并症，术前应予以纠正。

（7）做好新生儿复苏准备，必要时请新生儿科医师协助。

（四）麻醉与体位

1.麻醉

产妇无并发症者可选用单次硬膜外麻醉、腰麻或联合麻醉；产妇合并有先兆子痫、心脏病、癫痫、精神病等，宜采用连续硬膜外麻醉以减少刺激；椎管内麻醉禁忌者选全身麻醉。

2.体位

患者取仰卧位。

（五）分类及其适用范围

剖宫产术式有子宫下段剖宫产术、子宫体部剖宫产术、腹膜外剖宫产术。

1.子宫下段剖宫产术

子宫下段剖宫产术为目前临床上最常用的剖宫产术，切口在子宫下段，术时出血少，也便于止血；子宫切口因有膀胱腹膜反折覆盖，伤口愈合较好，瘢痕组织少，术后与大网膜、肠管的粘连或腹膜炎较少见；术后切口愈合好，再次分娩时子宫破裂概率较低，故该术式已成为目前临床上常规剖宫产的方法。子宫下段切口有两种，即纵切口和横切口，前者用于下段较长而胎头较低者，前置胎盘位于子宫下段前壁者。其余多选用下段横切口。

2.子宫体部剖宫产术（又称古典式剖宫产术）

切口在子宫体部，为纵向切口，操作简单，无损伤子宫动、静脉危险。但术中出血多，术后伤口愈合较差；切口易与大网膜、肠管、腹壁粘连，术后肠胀气、肠麻痹也易发生；再次分娩时易发生子宫破裂，故多已被子宫下段剖宫产所代替。其适应证为子宫下段前壁前置胎盘、下段窄或形成不好，或第二次剖宫产粘连严重者；强迫体位，子宫下段无法暴露者；子宫极度前倾无法暴露下段者；子宫下段被肌瘤占据或被肿瘤侵蚀难以暴露者；子宫局部痉挛性缩窄环，只有切开缩窄环才可取出胎儿者；头先露已深入骨盆者；胎儿连体畸形者。

3.腹膜外剖宫产术

腹膜外剖宫产术为一种不进入腹腔而通过子宫下段切口娩出胎儿的手术方式。适用于合并宫内感染或可疑感染而需剖宫产者。因其操作较复杂，费时长，有胎儿窘迫存在或胎儿巨大者，操作不熟练者不适用。尤其存在下列情况时，禁忌行腹膜外剖宫产术：①需探查盆腔、腹腔的剖宫产术，如妊娠合并子宫肌瘤、畸形子宫妊娠、子宫先兆破裂或子宫破裂者、需紧急行剖宫产手术者；②前置胎盘、胎盘附着在子宫下段前壁时；③胎儿宫内窘迫或需迅速娩出胎儿时；④估计有产后出血风险，需要徒手按摩子宫、子宫捆绑术或子宫动脉结扎者，如巨大胎儿或双胎。

（1）手术步骤：具体方法如下。

子宫下段剖宫产术。①切口：取下腹正中切口、正中旁切口或横切口。②逐层入腹暴露子宫下段，在子宫下段膀胱反折腹膜交界处下 2~3cm 弧形剪开腹膜反折，撕至 11~12cm。用弯止血钳提起下缘，用手指钝性分离膀胱与子宫壁之间疏松组织。暴露子宫肌壁 6~8cm。③横行切开子宫下段肌壁约 3cm 长的小切口，用手指向两侧撕开子宫下段肌层宽约 10cm 后破膜，羊水吸出后，术者右手从胎头下方进入宫腔，将胎头慢慢托出子宫切口，助手同时压子宫底协助娩出胎头。胎头高浮以致娩出困难者可产钳协助娩出胎头。胎头过低出头有困难时，台下助手戴消毒无菌手套，由阴道向上推胎头助娩。胎头娩出后立即挤出新生儿口鼻黏液。若为臀位，则牵一足或双足，按臀牵引方式娩出胎儿。单臀则不必牵双足，同头位娩出法娩出胎臀，或牵引胎儿腹股沟，以臀助产方式娩出胎儿。④胎儿娩出后，助手立即在子宫底注射缩宫素 20U。⑤术者再次清理呼吸道，断脐后交台下处理。用组织钳夹住子宫切口的血窦。⑥胎盘可自娩，亦可徒手剥离，查胎盘、胎膜是否完整。⑦干纱布擦拭宫腔，用 1-0 号可吸收线连续缝合子宫肌层，间断缝合 1 次。⑧检查子宫切口和缝合处有无出血后，2-0 号可吸收线连续缝合膀胱腹膜反折。⑨探查双附件有无异常。⑩逐层关腹。

子宫体部剖宫产术。①切口：取下腹正中或正中旁纵向切口。②逐层进腹，暴露子宫，于腹壁与子宫壁间堵塞纱布垫，以推开肠管，防止宫腔内容物溢入腹腔。③于腹膜反折上纵向切开子宫体部，扩大切口至 10cm 左右。破膜后，从切口娩出胎儿，用手挤出胎儿口、鼻腔中的液体，娩出胎盘。用 1-0 号可吸收线连续对合缝合肌层的内 2/3，不穿透内膜，间断或连续缝合浆肌层。用 1 号丝线连续褥式内翻缝合浆膜层。④探查双附件有无异常，常规关腹。

腹膜外剖宫产术。①侧入式。切口：取下腹正中纵向切口、正中旁纵向切口或耻骨联合上两横指横切口长 10~12cm。依次切开皮肤、皮下组织、腹直肌前鞘，分离腹直肌及锥状肌，显露腹膜筋膜及膀胱。触摸膀胱顶缘的界限：沿腹壁切口左侧缘，分离腹壁后间隙，暴露膀胱前壁及左侧缘。分离深度以不超过腹壁下动脉为宜。用拉钩提起左侧腹壁，暴露膀胱左侧缘及其外侧的脂肪堆。分离脂肪堆，暴露三角区：将脂肪堆向外侧推，三边由腹壁下动脉、腹膜返折及膀胱侧壁构成。子宫肌壁构成了三角区的底，其表面附着子宫前筋膜。将子宫膀胱反折腹膜下 1cm 处的子宫颈前筋膜钳起，将其横行切开，达子宫右侧缘。从子宫颈前筋膜下游离切口以下的膀胱后壁，从子宫颈前筋膜外游离子宫颈前筋膜以上的膀胱后壁，在此过程中，如左侧脐圆韧带使子宫下段肌层不会充分暴露，钳夹、切断、结扎，留线。一只手提起腹膜反折，另一只手提起膀胱，拉紧膀胱与腹膜反折间的筋膜，剪开筋膜，显露子宫下段肌层。其余同子宫下段剖宫产术，最后使膀胱复位，查无出血，间断或"8"字形缝合子宫颈前筋膜，结扎脐圆韧带两断端留线，缝合腹壁各层。②顶入式：切开腹壁，显露膀胱筋膜，步骤同侧入式。于膀胱顶缘下 2cm 处，切开膀胱筋膜，用血管钳伸入筋膜切口内分清层次，边分离边沿膀胱边缘剪开直达侧方中部，相同方法切开对侧筋膜。钳起膀胱筋膜的上切缘，用剪刀向膀胱顶部稍加分离即达膀胱前反折。于近膀胱肌层处将脐中韧带钳夹、切断、结扎，此后一直游离至膀胱后腹膜反折完全显露为止。将腹膜向上、膀胱向下牵拉，使膀胱肌层与腹膜间界限扩大。切开子宫颈前筋膜，并向左右扩大约 10cm。用手指伸入筋膜切口内，向下钝性分离，充分显露子宫下段。其余同侧入式。③顶-侧结合式：切开腹壁等操作与侧入式相同。提起膀胱筋膜，做一小横切口，提起筋膜切缘，以示指入筋膜切口内向膀胱顶部及两侧钝性分离，右侧达脐旁韧带，左侧达膀胱中部。剪开筋膜，向上提拉，一只手固定腹膜，另一只手下推膀胱。分离膀胱左侧至左脐旁韧带，将膀胱左侧脂肪同筋膜推向外侧，显露膀胱左侧缘，找到腹膜反折，辨认三角区。于三角区腹膜反折缘下方钳夹并剪开子宫颈前筋膜，左右钝性分离，显露子宫下段肌层，其余同侧入式和顶入式。

（2）术后处理：①术后注意阴道出血情况，应用缩宫素。②术后留置导尿管 24h，去除导尿管后可适当起床活动。③应用抗生素预防感染。④术后 7d 拆线，横切口 5d

拆线。

第四节　会阴切开缝合术

会阴切开缝合术是最常用的产科手术，偶尔也为扩大阴道手术视野、方便阴道手术的进行而行该手术。

一、会阴切开指征

1.初产妇会阴体较长或阴部坚韧，有撕裂可能。

2.初产妇须做产钳、胎头吸引术或做臀位助产术。

3.胎儿较大，有继发宫缩乏力。

4.因妊娠期高血压疾病、妊娠合并心脏病需主动缩短第二产程。

5.对未生育的女性做妇科阴道手术，需扩大视野者。

二、会阴切开术的分类及选择

会阴切开可分为会阴侧切开和正中切开。会阴正中切开的优点是切开位于会阴正中，其切口小、出血少，对合缝合容易，术后疼痛轻。缺点是接生者经验不足，胎儿大或产程过长等需要用产钳助产时，稍有不慎可造成肛门括约肌裂伤，发生Ⅲ度裂伤，故适用于胎儿较小，会阴部较长即会阴后联合至肛门有足够长度的产妇，由接生技术熟练者接生。会阴侧切的优点是如有撕裂不易损伤肛门括约肌，如胎儿较大，或因产程较长等需要用产钳助产时亦以侧切为宜，必要时甚至可做两侧会阴侧切术。缺点是出血较多，缝合时对合难度大于正中切口，术后疼痛明显。

三、会阴切开及缝合方法

（一）麻醉

一般采用阴部神经阻滞及局部浸润。先用长注射针头与左侧坐骨结节与会阴后联合间中点进针，皮内注射做一皮丘，然后进针至坐骨棘（以手指置阴道内扪及坐骨棘为引导），先抽无回血，然后在坐骨棘及其上、下注射0.5%的普鲁卡因5mL，再退至皮下向大阴唇下侧至会阴后联合做扇形匐行浸润约10mL，必要时做双侧会阴切开时可向对侧做同样的阴部神经阻滞及局部浸润。

（二）会阴正中切开

当胎头着冠时，在会阴正中向下切开，根据产妇会阴联合长短而定，一般不超过2.5~3cm，切开后立即小心保护，并需产妇的密切合作，注意使胎头以最小平面娩出，在处理好新生儿及胎盘后检查切口有无撕裂，先缝合阴道黏膜至阴道口，再将两侧皮下组织对端缝合，最后缝合皮肤，现常用可吸收线皮内缝合，亦可丝线间断缝合。

（三）会阴侧切开

会阴侧切开应用较多，常用左侧切开。胎头着冠后，侧切开在会阴后联合正中偏左0.5cm处，与垂直线呈45°向左侧切开，根据需要切开3~4cm，必要时可做双侧切开。胎儿及胎盘娩出处理完毕后，检查会阴切口，寻找阴道黏膜顶端并检查有无撕裂及出血，缝合从阴道黏膜顶端开始，注意两侧对端缝合距离，连续缝合至阴道外口，然后缝合皮下组织及肌肉（会阴浅横肌及深横肌等），再缝合皮肤，常用可吸收缝线做皮下连续缝合，亦可间断缝合。

（四）注意事项

1.各层组织缝合时不宜过紧过密，以防止组织肿胀、坏死。

2.缝合皮下组织时不应留下无效腔，以免积血发生血肿或感染。

3.缝合完毕后，经肛查缝线是否穿过直肠黏膜，如确有缝线穿过黏膜，则应拆除重缝。

第六章 助产手术及并发症处理

第一节 会阴切开术

一、手术概述

会阴切开术是产科最常施行的手术。在我国很多大医院对初产妇几乎都会采用会阴切开术,该手术被普遍使用的观点很明确,它以一个整齐的外科切口代替了经常发生的不整齐的撕裂,伤口更容易修复。另一个被普遍认可的理由是常规会阴切开术可以防止盆底组织过度被压受损,避免日后盆底组织松弛,发生膀胱膨出及张力性尿失禁、直肠膨出等。

二、手术要点与难点

在临床实际工作中,将会阴切开术和外阴切开术视为同一概念。切口可以是会阴正中切开和会阴后侧切开。

会阴切开术一般采用阴部神经阻滞及局部浸润麻醉。常用的术式有以下两种。①会阴左侧后切开术:术者在宫缩时以左手的示中两指伸入阴道内,撑起左侧阴道壁,右手用钝头剪刀自会阴后联合中线向左侧45°处剪开会阴,长3～5cm。②会阴正中切开术:术者在宫缩时同样以左手的示中两指伸入阴道内,沿后联合正中垂直剪开1.5～2cm。

会阴的缝合一般在胎盘娩出后,这样缝合会阴时不会受胎盘娩出的干扰,尤其是需要徒手剥离胎盘时,可避免手取胎盘时又损伤了已缝合的伤口。

三、手术主要并发症的预防

施行会阴切开术的时机非常重要,如果过早进行会阴切开,在切开后至胎儿分娩的这段时间内,切口可能大量出血;如果切开过晚,盆底的组织可能已经过度受压,甚至已发生撕裂,也就失去了手术切开保护会阴的目的。有经验的做法是当宫缩时胎头拨露直径达 3~4cm,估计再经过 2~3 次宫缩胎头即可娩出时切开为宜。

选择会阴切开的类型同样非常重要。手术的并发症主要为伤口的撕裂。如果有可能发生Ⅲ度或Ⅳ度撕裂时,如初产妇而胎儿又偏大,或有肩难产、臀位分娩、第二产程延长、持续性枕后(横)位或将采用产钳或胎头吸引器助产时等,应该施行会阴侧切术,否则,可行会阴正中切开术。

四、手术并发症的处理

成功修复切开伤口的关键是彻底的止血、重建解剖结构和尽量少用缝线。目前我国大部分医院都使用合成的可吸收缝线,一般对于无延裂的伤口,通常采用皮内缝合,优点是免除日后拆线时引起的疼痛,且瘢痕较小;缺点是有时存在个体差异,对可吸收线的反应不同,缝线吸收时间较长,容易引起疼痛。

会阴切开术后的疼痛常使产妇难以忍受,国外推荐使用聚羟基乙酸衍生物制成的缝线可以明显地减少术后疼痛,但国内尚未推广使用。给予冰袋冷敷伤口可以减轻局部肿胀,减轻不适,但在我国很难被产妇接受。由于疼痛可能是一个很大的外阴、阴道旁或坐骨直肠血肿或会阴蜂窝织炎的征象,所以,当有严重而又持续的疼痛时,一定要仔细检查这些部位,不要一概认为是会阴侧切伤口引起的疼痛,从而延误感染的诊断。

第二节 产时外阴阴道损伤修补术

一、手术概述

外阴、会阴和阴道撕裂是分娩中最常见的并发症,轻者只限于皮肤、黏膜;重者可累及盆底肌肉和筋膜,甚至伤及肛门外括约肌和直肠,阴道的上、中、下段也可能发生裂伤,给产妇造成疼痛、出血,以及盆底松弛、大便失禁等远期不良后果。

位于阴道下段的裂伤多发生在阴道后壁,常与会阴Ⅱ度裂伤同时存在,有时还可沿两侧阴道侧沟上延,使阴道后壁黏膜呈舌状裂伤;或裂伤向上延伸达阴道上段甚至穹隆部。很少发生与会阴或宫颈裂伤无关的单纯的阴道孤立的裂伤。这种撕裂常是纵行的,多数仅限于黏膜损伤。位于阴道上段或穹隆部的裂伤往往较深,出血较多。单纯的阴道裂伤很容易被忽略,往往是在为寻找出血的原因而仔细检查产道时方被发现。所以,产后应常规仔细检查软产道,同时强调必须在良好的照明下进行,发现阴道撕裂应及时给予修补缝合止血。

有时在分娩过程中,可能造成产道深部血管的断裂、出血,而该处的皮肤、黏膜仍完整,血液不能外流,逐渐胀大形成外阴血肿、阴道壁血肿,甚至阔韧带血肿。后者可延至直肠后间隙和腹膜后间隙的疏松组织扩展而形成巨大的盆腔血肿。因其部位较深,且疼痛症状有时不明显,早期常不易被发现、诊断,待患者因大量出血而致严重贫血,甚至发生休克时,方被检查发现。外阴部的血肿症状较明显,常在产后数小时内出现进行性加重的、难以忍受的会阴部剧烈疼痛及坠胀。较小的阴道血肿可无明显症状,血肿增大时,疼痛、坠胀感则较明显。

二、手术要点与难点

血肿的处理:一旦发现血肿,处理的原则为及时清除血块,彻底止血,关闭无效腔,纠正贫血,抗休克及预防感染。除小的血肿且不再继续出血者可以保守治疗外,一般均应立即手术治疗。首先，确定血肿范围，在血肿最突起的部位切开，然后进入血肿腔，清除血块。这时需要仔细寻找出血部位，给予缝扎止血。如果找不到具体的出血点，而只是表现为大片的渗血，则应按层次关闭血肿腔以达到止血目的。但是，若缝合不当或止血不彻底则可再次形成阴道血肿（多在侧壁），发现后应立即清除血肿并再次缝合。对于较大的血肿，在清除血肿后应注意彻底止血，并在缝合后放置橡皮引流条，用纱条填塞压迫。若血肿上延至阔韧带或腹膜后时，单纯经阴道处理往往难以奏效，或阴道的穹隆部有撕裂伤（特别是侧穹隆处撕裂伤）经阴道修补多次失败，应考虑裂伤可能已延伸至宫颈或子宫下段，此时不要再尝试经阴道缝合，而应果断行开腹探查。酌情行裂伤修补术或子宫切除术，以便及时止血、抢救患者生命，术后盆腹腔应留置引流。

在阴道裂伤的缝合时，第一针缝线应超越伤口顶端以上 0.5cm 处，以确保可以缝扎住可能回缩的血管。如果撕裂处较深，伤口顶端不易暴露时，可在接近顶端处先缝合一针，向下、向外牵引，从而暴露出裂伤的顶端，然后，向内再补缝至顶端上方 0.5cm 处。

缝合中缝线不能太松、太稀以免使出血部位遗漏未予缝扎，不能保证有效止血；也不能太浅，以免留有无效腔造成血肿。缝线不宜过紧、过密，以免影响组织血液供应，或遗留过多缝线异物，导致日后愈合不良；亦不宜缝合过深而将缝线穿过直肠黏膜，使日后发生感染或引起肠瘘。

第三节 宫颈裂伤修补术

一、手术概述

超过半数的阴道分娩都会有不可避免的宫颈裂伤，特别是初产妇。裂伤一般多发生在宫颈的 3 点、9 点钟处，绝大多数其深度不超过 1cm，且多无明显的出血，是无须处理的。但有时发生的宫颈裂伤较深并可引起不同程度的出血。较多见的裂伤类型是以宫颈的全层纵行裂伤为主，在宫颈的两侧，3点、9点钟处。裂伤可以是单侧、双侧或多处的撕裂。裂伤的程度也不等，严重的裂伤可延及穹窿部，甚至子宫下段、子宫动脉及其主要分支乃至穿透腹膜。这样的裂伤可造成严重的出血，危及产妇生命。

宫颈裂伤的另外一种类型是宫颈阴道部的环行撕脱，由于这种撕裂很少伤及较大的血管，而且造成这种裂伤的原因多是因为先露部的长时间压迫，发生宫颈水肿，局部缺血，血管栓塞而致。出血一般不多。

二、手术要点与难点

当产后出现阴道流血多且流血呈持续性，但检查发现子宫收缩良好时，应考虑产道裂伤的可能。对产程进展不顺利的分娩或有手术助产者应常规检查宫颈。检查一定要在良好的照明下，用阴道拉钩充分暴露宫颈，然后用4把无齿卵圆钳夹住扩张的宫颈，依次顺序检查宫颈一周。如果检查中发现宫颈有裂伤，则应用两把卵圆钳分别夹住宫颈裂伤的两缘，向下、向外牵拉，要求应观察到裂伤的全貌，尤其一定要清晰地看到裂伤的顶端。有时因为患者疼痛而影响暴露时，可适当应用止痛剂，如哌替啶100mg肌内注射，或50mg静脉注射、50mg肌内注射。

三、手术并发症的处理

在处理宫颈裂伤缝合时应注意在越过宫颈裂伤顶端外0.5～1cm处缝合第一针。因为这样才能有效地缝扎住裂伤处已回缩的血管，达到确切的止血目的，这点是缝合宫颈裂伤的关键。最好采用间断缝合，不宜采用连续缝合，最外一针应缝至距宫颈外缘0.5cm处，不要缝到宫颈口的边缘，以免以后造成宫颈口狭窄。缝线一般用可吸收的合成线。

如果宫颈撕裂向阴道深处延伸，检查时不能清楚地找到裂伤的顶端，尤其是发生了阔韧带血肿或可疑延及子宫下段时，则需开腹探查，并进行相应处理。

当宫颈阴道部环形撕脱时，因此时多为宫颈长时间受压，组织缺血坏死，故有学者认为如不出血则无须处理,但也有学者主张给予可吸收线间断缝合,恢复其原解剖结构应在修整创缘后。

第四节 急性子宫内翻复位术

一、手术概述

子宫内翻是一种罕见的产后并发症。子宫内翻即子宫内面向外翻出,可分为不完全、完全及内翻子宫脱垂三种。不完全子宫内翻为子宫底向宫腔内凹陷,其程度不一,严重者内陷部分可接近或甚至超越宫颈口,但仍存在部分子宫腔。完全子宫内翻为子宫体已全部翻出,子宫底下降至宫颈外,但仍在阴道内。内翻子宫脱垂为内翻的子宫脱垂于阴道口外。

子宫内翻的发病率很难有精确的报道。此病的发生与分娩处理技术密切相关,多数病例发生在缺乏经验的助产者手中;许多病例也未准确诊断,特别是较轻的不完全子宫内翻。在目前规范的助产技术严格培训后,此病的发生已极其罕见了。75%的子宫内翻发生在第三产程,发生在产后24小时内的有15%,分娩24小时后发生者极少。

子宫肌壁松弛与宫颈扩张为子宫内翻的主要因素,再加之下列情况,便能形成此病:胎盘尚未剥离前,助产者用力压迫子宫底或过分用力牵拉脐带,强行分离胎盘;脐带过短或脐带缠绕胎儿颈部或躯体,胎儿娩出时,脐带被过度牵引。很少见的是产妇过度用力屏气或打喷嚏,使腹压突然增加所致。

症状:子宫内翻发生后立即表现为严重的休克,其休克程度往往与失血量不成正比。休克的原因,最初可能是因为子宫内翻时,腹膜被牵拉或盆腔神经受压,引起剧烈疼痛所致。除休克外,还可有出血,出血量的多少不定,如全部胎盘与子宫壁粘连尚未剥离,出血量可能不多。出血量多者,休克更严重。一部分患者的症状可能很轻,有时仅感下腹疼痛,或略感下腹坠胀,或排尿困难;有时甚至无任何异常不适,以致未引起注意,更未得到诊断。未经诊断的患者,以及诊断后未立即施行整复手术者,数日后可能有下列变化。①宫颈环缩紧，子宫体被压迫，发生坏死。②局部严重感染，引起败血症。③子宫渐渐复旧成为慢性子宫内翻。慢性子宫内翻者的预后较急性者好。

诊断：凡产妇在分娩后突然出现不可解释的休克时，必须想到有子宫内翻的可能性。如内翻子宫已脱垂于阴道口外，则诊断很容易。如胎盘尚粘连于脱垂的子宫壁上，可以将子宫壁全部遮盖，此时有可能被误认为是正常娩出的胎盘。如阴道口无凸出肿块，应迅速行阴道腹部检查，如检查腹部，发现耻上空虚，触不到子宫体时，应考虑子宫内翻。

二、手术要点和难点

（一）子宫内翻的还纳术

子宫内翻虽然发生率很低，但一旦发生，常病情凶险，如不及时处理，患者生命常受到威胁。

当发生急性子宫内翻时，子宫及宫颈一定是处于松弛状态的，如果此时及时作出诊断，立即手法复位往往即可奏效。但是，当内翻的子宫被嵌顿在宫颈或子宫下段的时间超过 1~2min 时，内翻的子宫很快发生充血、水肿、肌肉紧张，仅靠单独的手法复位很难成功，必须通知麻醉师到场，给予适当的麻醉，肌肉充分松弛是复位成功的关键。因为疼痛，反射性的宫颈紧缩，往往使还纳术失败。如果全麻仍无法使子宫松弛时，必要时需使用宫缩抑制剂。迅速开放 2 条静脉通路。因为尽管初始阶段出现的休克常常是剧烈疼痛引起的神经性休克，但随即便会出现大量出血，故应做好相应的纠正低血容量休克准备，迅速输入 1000~2000mL 晶体液，并立即配血。留置尿管，保证膀胱处于空虚状态。

（二）子宫内翻的复位方法

1.经阴道徒手还纳术

应在全麻（如静脉麻醉）下或在有效的镇痛后施行，至少也应给予哌替啶 100mg 后进行。1：1000 肾上腺素 0.3mg 或阿托品 0.5mg 皮下注射，可暂时松解已形成的宫颈紧缩环。只一手托住翻出的子宫底部，同时手指分开扩张宫颈环，沿产道轴的方向徐徐向上，先还纳接近宫颈部分的宫体，然后还纳子宫底；另一只手置于腹部耻上，触摸着凹陷的子宫底，双手相互配合使子宫复位。子宫还纳复位后，置于宫腔内的手握成拳状，抵住宫底，同时注射缩宫剂，可以感觉到子宫明显收缩变硬，然后慢慢将手退出，以防再次子宫内翻；并继续给予缩宫素20U，持续静脉滴注8h，保持子宫处于较良好的收缩状态。出血不多时，可不需要填塞宫腔。及时发现子宫内翻，宫颈尚未收缩时，很容易将内翻的子宫徒手复位。经阴道徒手还纳术的成功率可达75%～80%。越早实施手法复位，成功率越高。

胎盘未剥离时，原则上应先还纳子宫，然后再行胎盘剥离，以免剥离胎盘时子宫壁血窦大量出血。但在以下情况时宜先剥离胎盘：①宫颈已紧缩，含有胎盘的内翻子宫体积过大，难以通过宫颈，必须减小体积方能还纳。②胎盘大部分已剥离者。

手术过程要求敏捷轻柔，以防损伤子宫及增加感染。如果错过手法复位的时机或手法复位失败，可试用O'Sullivan水压复位法。术前应仔细检查，子宫及宫颈完好无缺。其主要原理为向阴道内注入大量液体，使阴道上段及穹窿部扩张，从而使宫颈环扩大，内翻的子宫得以通过环口，复位成功。具体方法是：一只手伸入阴道托住宫底，将一导管置于后穹窿处，向导管内注入温生理盐水1000mL，用另一只手堵住阴道口，防止盐水溢出。通过此法有时可收到满意的效果。

2.经腹还纳术

如急性子宫内翻经阴道徒手还纳术失败，可选择经腹手术。

（1）Huntington还纳法：开腹暴露内翻子宫的凹陷部，用手指先轻轻向两侧扩大凹陷部，然后用2把Allis钳钳夹凹陷的两侧子宫壁，向上牵拉；拉出一部分后，再向深处钳夹，继续牵拉，直至整个子宫底完全被拉出，立即注射缩宫素，使子宫收缩变硬。此术优点是无须切开子宫，较简单且恢复快，有利于下次妊娠，仅适用于急性部分性子宫内翻患者，但此类患者大多采用经阴道还纳术即可奏效。

（2）Hunltain手术：当整个宫颈环太紧，强行使用Huntington手术有可能使整个肌肉撕裂且又无法复位时，可采用此方法。将宫颈环后方切开，用 2 把 Allis 钳钳夹宫底，进行复位，然后用可吸收线间断或连续缝合切口。

三、手术主要并发症预防

1.无论应用哪种复位方法复位后，都应持续使用缩宫素，保证子宫良好收缩达 12h 以上。

2.因子宫表面暴露于阴道内，术后应给予广谱抗生素 5d。

3.急性子宫内翻可以导致孕产妇严重出血甚至死亡，规范操作、正确处理第三产程、预防子宫内翻则是至关重要的。

第五节　产钳助产术

一、手术概述

产钳是为了牵引胎儿设计的。产钳出现于 16 世纪晚期或 17 世纪初期，较剖宫产术的历史悠久，且至今仍在临床使用，足见其有不可替代的优势。产钳术为一助产手术，胎头越低，胎头转为枕前位的可能性越大，产钳术的应用也越合乎生理性，故骨盆下口产钳和低位产钳的应用最为广泛，技术操作也较简单容易。而中位产钳术和高位产钳术则因其对母儿的危害均较大，早已被剖宫产术所替代了。出口产钳是指胎头的先露部之最低平面已下降至会阴部，并在阴道口即可窥见时，胎头的矢状缝旋转至骨盆下口的前后径上不超过 45°而施行的产钳术。低位产钳术是指胎头的最低先露部已下降至坐骨棘下 2~3cm，但未达盆底；胎头矢状缝旋转至骨盆下口的前后径上可超过 45°。切记，先露部的最低水平是指胎头的骨质部位的水平，而非胎头之产瘤部位。

目前，尽管不时有要求建议取消阴道产钳助产，但临床经验不断证明，分娩仅凭借自然力量或手术刀是不行的。如果胎心率异常，而有使用出口产钳指征时，显然进行阴道产钳助产术仍是明智的举措。

二、手术要点与难点

（一）产钳成功施行的先决条件

1.胎头必须衔接：由于头部产瘤的形成和胎头塑形，有时很难查清胎头的方位，此时一定要再次确定胎头大小与骨盆上口和中骨盆有无不相称。首先是在下腹耻骨联合的上方已不再能触及胎头隆突部，随后做阴道检查时，可清楚地触到胎儿耳郭的上缘，表明胎头的骨质部分已达盆底，先露已达 S＝+3cm 以上，便可以施行产钳助产术。反之，如不能触到胎儿耳郭上缘，应意识到可能会有相对头盆不称。在胎头没有降低到保障操作安全的位置前，就不应该施行产钳助产，而应改行剖宫产术。应提醒的是我国大多数产程中没有采用硬膜外麻醉止痛，而且绝大部分孕妇是初产妇，所以做此检查时只能仅用两个手指伸入阴道，不要将整个手指全部伸入阴道做检查，孕妇将不堪忍受疼痛，也会损伤生殖道，更重要的是，如果需要手掌全部伸进阴道方能触摸到胎耳，说明胎头的骨质部位尚未降到盆底，不能施行产钳术。

2.宫颈内口已完全开大。

3.胎儿必须是顶先露或颏前位的面先露。

4.胎膜必须已破，产钳叶才能牢固地夹持住胎头。

5.胎儿必须是存活的，如果胎心已消失，则应改用穿颅术，以免产道不必要的损伤。

（二）产钳助产具体操作要点

1.一般应行比自然分娩稍大一些的会阴侧切开，且角度最好是＞45°，甚至呈 60°，以减少或避免会阴Ⅲ度裂伤的发生。

2.放置产钳时，产钳叶一定要由骨盆的后方进入，钳柄和钳叶呈垂直状，先沿骶骨凹曲面向前、向上至中骨盆平面时再旋转钳柄，将产钳叶滑向骨盆的侧壁，由在阴道内的手指指引，徐徐将产钳的匙部置于胎头两侧胎耳的前方。放置产钳时切忌将产钳叶横置妄图直接将产钳叶置于胎头两侧，这样操作的后果是容易损伤产道，同时也并不能将产钳安放到与胎头相适应的部位。

3.牵引时，由于产钳在安置时已将胎头上推至骨盆的上方，所以牵引时的用力应先向下、向前，然后牵引至骨盆底时再向前、向上用力，一定要顺着产轴的方向牵引，并非单纯地向前拉出。

4.及时取出产钳。如果胎头为枕前位，当胎头着冠时应先撤出右叶产钳，然后在撤出左叶产钳时稍向上、向前用力，顺势协助胎头娩出，以减小体积，减轻损伤。

三、手术主要并发症

（一）产妇并发症

1.会阴撕裂

与自然分娩相比，产钳助产时会阴撕裂伤明显增加。国外HagadamFreathy报道发生会阴Ⅲ度、Ⅳ度裂伤，出口产钳为13%，低位产钳、胎头旋转<45°时为22%，胎头旋转大于45°时的低位产钳高达44%。但国内尚无有关此方面的具体报道，经验中似乎我国的产钳助产导致的会阴Ⅲ度以上的撕裂并不多见，可能与我们施行产钳术前常规先行会阴侧切开术，而不是会阴正中切开有关；另外，我国推行助产的方法之一是在协助胎头娩出的同时必须进行会阴保护，而国外多仅协助胎头娩出，并不对会阴进行保护，从而致使会阴发生严重撕裂。

2.排尿和排便失禁

目前多数认为阴道器械助产是会阴撕裂、盆底肌肉、神经损伤导致尿道和直肠功能失调的致病原因。有学者报道，产钳术后有38%的产妇发生排便障碍，胎吸助产为12%，而对照组仅4%。有学者报道，通过肛门内超声检查发现，肛门括约肌发生缺陷者在施行产钳术后可高达80%，吸引器助产者达20%，对照组也可达35%。产后发生肛门括约肌缺陷的具体病因目前并不确切。这种和分娩相关的功能失调是否能预防也不太清楚。因为除阴道手术助产外，其他因素（如年龄、绝经、肠易激惹综合征等）也与大便失禁有关。产后出现尿潴留和膀胱功能的失调，在经过留置尿管使膀胱充分休息、监测和治疗泌尿系感染、适当膀胱训练后，一般数日后可恢复正常功能。

（二）新生儿并发症

1.面部压痕或损伤，面神经麻痹

产钳助产时新生儿最容易出现的有面部压痕，一般发生在面颊两侧，是产钳牵拉所致，数天后即可自行消退，罕见留下瘢痕。有时偶尔也会引起皮肤破损，一般预后良好。但也有个案，产钳的交合位置极其不当时，产钳叶的空圈正好扣在胎儿的眼眶上，用力交合、牵引以致使胎儿眼球翻出，甚至眼球破裂的惨案发生。

2.头颅血肿

产钳及胎头吸引器对新生儿的头部损害还在于其可损伤脑部。胎吸术中头皮血肿的发生率较产钳助产者高。大多数头皮血肿结局良好，在数周内消失；偶尔会出现血肿机化，导致该处硬肿，需数月后才能消退。帽状腱膜下出血是新生儿最严重的一种并发症，有综述报道在胎吸助产中帽状腱膜下出血的发生率可达1/150～1/200，明显高于自然分娩者。在足月新生儿腱膜下的空隙可以容纳250mL液体，因此可以导致新生儿的出血性休克而有生命危险。帽状腱膜下出血的表现为可通过颅缝弥散的坚韧而有波动感的肿块，并可随胎头的转动而移动。它通常在分娩后12h内被发现，在48～72h可隐匿性或迅速进展，出现贫血和失血性休克症状。早期发现、及时输血，特别是补充凝血因子是治疗的关键。因产钳的加压及吸引器的负压都可施力于胎儿颅骨，可以发生硬脑膜外血肿、蛛网膜下出血及脑室出血，经脑脊液检查及CT摄片予以证实，甚至还可发生颅骨骨折。

3.神经损伤

面神经可能被产钳或骨质骨盆压迫受损。胎吸助产中的发生率为1/1000，产钳助产中为1/200。面神经麻痹多为一过性的神经受压或因周围软组织水肿压迫神经所致，多可恢复，遗留永久的后遗症者罕见。

四、手术并发症的预防

产钳助产对孕妇及胎儿的损伤远比自然分娩要大，但目前施行的低位产钳与出口产钳所致的损伤,不少学者报道两者几乎无显著差异。关键在于以下几点。

1.胎头位置够低:产程中,有时胎头的位置较低,坐骨棘往往不能触摸清晰,有学者报道可用胎头的骨质部距阴道口的位置来判断胎头入盆程度。如示指进入 1~2cm 即可触到胎头骨质部位,则为低位产钳;如伸入 3cm 以上方能触及胎头骨质部,则为中位产钳,应改行剖宫产术结束分娩。另外,胎头的产瘤越大,表示胎头受压时间越长,头盆不称的可能性越大。应强调的是一定要以胎头的骨质部位判断胎头在骨盆内的位置。

2.正确放置产钳:正确放置产钳对减少胎儿及孕妇的损伤均很重要,而正确放置产钳则是基于准确地摸清胎位。在分娩过程中,胎儿颅骨常有重叠,再加之产瘤形成,不容易摸清囟门及颅缝。一定要以摸清耳郭为准。用示指及中指分别放在耳朵的两侧,仔细辨认耳郭后方的乳突与耳朵前方的耳屏之不同,准确确定胎耳的位置及方位,然后正确安放产钳。

3.当胎头着冠后,即可撤下产钳之右叶,随后,边撤边轻轻向外、向上用力带出左叶产钳,这样可以减小径线,减轻对软产道的损伤。

第六节 臀位牵引术和臀位助产术

一、手术概述

(一)臀位阴道分娩的适应证

单胎、单臀,孕龄≥36 周,胎儿体重 2500~3500g,无胎头仰伸,骨盆无异常,估计胎儿能顺利通过,无其他剖宫产指征。

(二)臀位阴道分娩的禁忌症

胎儿足先露,过期妊娠,母体有并发症,初产妇第一胎体重估计超过 3500g,骨盆任何一个平面狭窄,高龄初产,臀位分娩不良史,胎头仰伸,脐带先露或隐形脐带脱垂,脐带绕颈,早产或小于胎龄儿应慎重。

(三)臀位阴道分娩的类型

1.臀助产术

臀助产术是指当胎臀自然娩出至脐部后,胎肩及后出胎头由助产者协助娩出。脐部娩出后,一般应在2~3min娩出胎头,最长不能超过8mm。

2.臀牵引术

臀牵引术是指胎儿全部由助产者牵拉娩出,是臀位的手术助产术。臀牵引术的适应证:凡胎儿自然分娩至脐显露于阴道口而停止不下降者应牵引;宫缩间歇期胎心>160次/min或<120次/min者;第二产程超过2h无进展者;横位或其他异常胎位行内倒转术,如宫口已开全应继续牵引娩出;母亲有妊娠并发症需缩短第二产程者。

二、手术要点与难点

(一)充分堵臀

用力阻止胎儿臀过早娩出阴道是至关重要的。堵臀是阻止胎臀先露过早娩出,达到促进宫颈口和阴道充分扩张的有效方法。当为混合臀或不完全臀先露时,宫口开大4~5cm时胎足即可经宫颈脱出至阴道。此时取膀胱截石位,外阴消毒,宫缩时以无菌巾覆盖阴道口,用手掌堵住外阴促使胎臀下蹲,使胎足不能娩出。经过数次宫缩后,胎臀下降,使阴道充分扩张。助产者感到宫缩时手掌有较大的冲击力,宫口必然开全。应注意宫缩间歇期避免用力堵会阴,防止会阴及胎臀水肿。在堵的过程中应全程胎心监护,并注意宫口是否开全。宫口开全再堵易引起胎儿窘迫或子宫破裂。宫口开全后,产道充分扩张,胎臀粗隆间径位于坐骨棘水平以下逼近会阴,做会阴切开,配合宫缩指导产妇用力向下屏气,让胎臀和下肢自然娩出。助产者用无菌巾包住臀部,双手拇指置胎臀骶部,其余四指置于对侧握住两侧大腿根部,轻轻扶臀旋转,使骶部随之下降而外旋转至正前方,以利于双肩进入骨盆上口,并继续下降,直至脐部娩出。堵臀时,胎心出现异常时常提示有脐带因素,宫颈口开全可行臀牵引术,若宫颈口未开全的臀牵引术,将增加胎儿并发症的发生概率,如新生儿窒息、颅内出血及产伤。

（二）娩肩

脐轮娩出后，再将胎背徐徐转向原来一侧（原为骶右前者胎背转向右侧，骶左前者转向左侧），使肩峰间径与骨盆下口前后径一致，同时胎头以枕颏径入盆，矢状缝衔接于斜径上。此时助产者双手扶持胎臀向下、向后牵引。上肢娩出有滑脱法和旋转胎体法两种。滑脱法为术者右手握住胎儿双足，向前上方提，使后肩显露于会阴，再用左手示、中指伸入阴道，由胎儿后肩沿上臂至肘关节处，协助后臂及肘关节沿胸前滑出阴道后胎体放低，前肩自然由耻骨联合下娩出。旋转胎体法：术者用无菌巾包住胎儿臀部后并紧握，两手拇指在背侧，两手其余四指在腹侧大腿根部（不可挤压腹部），骶右前时将胎体按顺时针方向旋转180°，同时稍向下牵拉，使左肩自然先从耻骨弓下娩出，此时右肩转至会阴部。再将胎体按逆时针方向旋转180°，使右肩及右臂自然从耻骨弓下娩出，此法可避免上肢上举。

（三）娩头

Mauriceau手法。是将胎体骑跨于助产者左手臂上，术者左手示指和中指分别置于胎儿上颌部，于脸下部施压，利于胎头屈曲。术者右手中指抵于胎儿枕部使胎头俯屈，示指和无名指分别置于胎儿颈部两侧和双肩部。牵引时，助手于耻骨联合上方协助压胎头，助产者协助胎头俯屈，当枕骨下凹达耻骨联合下方时，以此为支点，助产者牵引内收下颌，继续俯屈依次协助产出口鼻眼及胎头。

第七节　剖宫产术

一、手术概述

子宫下段剖宫产术往往又被称为剖宫产术，是由克罗尼格于1912年创建的术式，指分开膀胱子宫反折腹膜后，切开子宫下段娩出能存活的胎儿及其附属物的手术。此术式简便、易于掌握且并发症少，已被广泛地用于产科临床，成为处理高危妊娠和异常分娩的重要手段之一，在一定程度上降低了孕产妇及围产儿的病死率。

（一）适应证

剖宫产的指征有两大类，一是绝对指征，不可试产；二是相对指征。绝对指征较少，主要包括重度骨盆狭窄、足月活胎横位、中央性前置胎盘。相对指征有母体因素和胎儿因素。

1.母体因素

（1）骨产道异常：骨盆狭窄在我国是剖宫产最重要的适应症。

（2）软产道异常：如宫颈肿瘤、子宫下段肌瘤或子宫浆膜下肌瘤，或卵巢肿瘤在骨盆上口处，阻碍胎头下降；或宫颈、阴道因创伤或手术造成的瘢痕挛缩，阴道肿瘤、宫颈癌或阴道尖锐湿疣等，也不宜经阴道分娩者。

软产道畸形：阴道横隔、子宫畸形或因子宫畸形引起的胎位异常者。

（3）产力异常：各种原因的产力异常，经保守治疗无效或已经伴有胎儿宫内窘迫，或可疑有子宫先兆破裂者。临床常见的是子宫收缩乏力，在排除头盆不称、胎位异常后，经过加强宫缩，产程仍无进展或出现胎儿宫内窘迫时，应积极行剖宫产终止妊娠。若产程中出现不协调性子宫收缩过强，经过病因纠正，子宫痉挛性狭窄环不能缓解，宫口未开全，胎先露高，或伴有胎儿宫内窘迫征象，均应立即行剖宫产术。

（4）妊娠并发症：如重度子痫前期或子痫、前置胎盘或胎盘早剥等，以及妊娠期肝内胆汁淤积症伴有胎儿窘迫等。

（5）妊娠合并其他疾病：①心脏病，心功能Ⅲ～Ⅳ级，或有心力衰竭史，以及发绀型先天性心脏病者。②糖尿病，糖尿病合并妊娠伴有微血管病变或妊娠糖尿病伴有巨大儿或胎儿宫内生长受限，以及胎盘功能严重不良者。③重型肝炎或妊娠急性脂肪肝需要尽快终止妊娠者。④妊娠合并其他严重内外科疾病不能经阴道分娩者，在内外科医师的协助下做好术前准备，选择时机手术。

（6）异孕产史和手术史：瘢痕子宫，子宫肌瘤剜除术穿透子宫内膜进入宫腔或多发性子宫肌瘤剜除术后，以及前次剖宫产为子宫体剖宫产者，或虽子宫下段剖宫产，但有影响子宫切口愈合的因素存在，如合并感染或≥2次剖宫产，不宜试产者。

（7）母体精神心理：随着高龄初产妇比例的升高，分娩过程中精神心理因素已成为能否正常阴道分娩的四要素之一。近年来剖宫产率的显著上升与精神心理因素有着密不可分的关系。

2.胎儿因素

（1）胎位异常：①横位，足月横位或忽略性横位，以及怀疑先兆子宫破裂者。②头位难产，前头盆倾势不均、颏后位、额先露、高直后位等，一经诊断立即手术；对持续性枕后位或枕横位，产程停滞、保守治疗无效胎头位置高，不适合阴道助产者，可行剖宫产。③臀位，足或膝先露、臀位儿头过度仰伸或虽单臀或完全臀位，但胎儿体重≥3500g 的初产妇，应考虑剖宫产。

（2）胎儿异常：①急性胎儿宫内窘迫，胎儿慢性宫内缺氧，多发生在产程中，胎儿急性缺氧，短时间内不能经阴道结束分娩者立即剖宫产。②如非匀称型的胎儿宫内生长受限，当胎儿不能耐受宫缩造成的生理性缺氧时，需剖宫产。③双胎及多胎妊娠，双胎第一胎儿胎位异常，通常需要剖宫产；多于两个胎儿的多胎妊娠多数需要剖宫产分娩。④巨大儿，胎儿过大，造成相对头盆不称，或妊娠糖尿病或糖尿病合并妊娠并发巨大儿，因胎儿脂肪向心性分布，为预防肩难产，需放宽剖宫产指征。⑤胎儿畸形，部分非致死或非严重致残的出生缺陷儿，需要剖宫产，以保持新生儿良好状态，使其出生后短时间内能接受畸形矫治手术，如腹裂、某些先天性心脏病、膈疝等。⑥珍贵儿，产妇原发或继发不孕治疗后妊娠或体外受精妊娠者，高龄初产切盼胎儿，可适当放宽剖宫产指征。

（3）脐带因素：①脐带脱垂，发生脐带脱垂者，只要胎儿还存活，短时间内不能经阴道分娩者应立即剖宫产以抢救胎儿生命。②脐带先露。③产程早期频繁出现变异减速，提示可能有脐带因素。

（4）胎盘因素：①前置胎盘，如果胎儿已经成熟，对部分性或完全性前置胎盘应剖宫产终止妊娠；如果胎儿虽然不成熟，但发生大量阴道流血，则不论胎儿是否存活，均应立即剖宫产以抢救产妇生命。②胎盘早剥，估计短时间内不能经阴道分娩的重度胎盘早剥，应立即剖宫产。③帆状胎盘血管前置，产前明确诊断者，应在临产前剖宫产，以防止破膜血管断裂威胁胎儿生命。

当前，合并各种内外科疾病的高危孕产妇增多，如休克，脑卒中等，在生命体征不能维持的情况下，应在竭力维持生命体征的同时，尽快争取多学科（ICU、麻醉科、心内科、呼吸科、儿科等）联合会诊，创造条件争取在病情相对稳定的情况下尽早实施剖宫产以结束分娩。关于围死亡期剖宫产，我国还有待于讨论以达成共识。

（二）禁忌证

子宫下段剖宫产手术很少有绝对禁忌症，以下几种情况为子宫下段剖宫产实施有一定困难者，术式的选择，与术者经验有关。

1.子宫下段前壁有大量的充盈血管，取下段切口有可能大出血者。

2.前置胎盘，胎盘位于下段前壁者。

3.既往有盆腹腔手术史或子宫下段与膀胱等邻近器官有严重粘连者。

4.胸廓畸形子宫下段暴露困难者。

5.骨盆畸形和悬垂腹，以及子宫极度前倾，子宫下段暴露困难者。

6.横位未临产，子宫下段形成不佳者。

二、手术要点与难点

（一）腹部切口的类型与选择

子宫下段剖宫产的腹壁切口可采用腹壁纵切口或腹壁横切口。

1.腹壁纵切口

分为下腹正中切口、下腹正中左旁切口和下腹正中右旁切口三种。

下腹正中纵切口：优点在于切开腹壁时间短、手术需要时可以向上延长切口、出血量相对少，以及对腹壁下神经和血管损伤小、可在局部麻醉时应用。

下腹正中旁纵切口：一般用于既往有手术史，或本次妊娠合并巨大子宫肌瘤、卵巢肿物、外科疾患等，有剖宫产指征，术中可能进行其他手术探查，或以后有可能再次开腹行腹部手术,如有进行妇科肿瘤手术的可能,最好选择纵切口。

2.腹壁横切口

主要有 Pfannenstiel 横切口、Joel-Cohen 横切口和改良 Joel-Cohen 横切口和周氏横切口。腹壁横切口的优点是张力小,有利于术后切口愈合、手术瘢痕不突显,较美观。

Pfannenstiel 横切口是取耻骨联合上方 3~4cm 或耻骨联合上方两横指位置弧形切开,将筋膜层横行切开,分离腹直肌,剪开菱形肌,沿腹白线纵向切开腹膜,进入腹腔。需要强调的是 Joel-Cohen 横切口较 Pfannenstiel 横切口高,是取双侧髂前上棘连线下 3cm 处,切口呈直线型,长约 15cm。

改良 Joel-Cohen 横切口是取两端同 Joel-Cohen、中间低于 Joel-Cohen 切口 1~2cm,使切口呈弧形,此切口较 Joel-Cohen 横切口更美观。

Langer 横切口是取耻骨联合上 1~2cm 横行切开皮肤,皮下脂肪和筋膜组织用钝性分离,在筋膜正中部位向下剪开筋膜约 4cm,使筋膜呈 T 字形,以增加手术切口大小,分离腹直肌后,由正中部位进入腹腔。

新概念剖宫产切口,即周氏切口,其切口是选择在耻骨联合上 1cm,阴毛上缘下方横切皮肤 13cm,然后切开脂肪层 2~3cm 达筋膜层,再将筋膜切开 2~3cm 的小切口。在皮下脂肪的深层潜行剪开筋膜,再将皮下脂肪及筋膜向两侧撕开与皮肤切口等长或超出其长度。

Franchi 和 Mathai 通过 411 例患者对 Pfannenstiel 横切口和 Joel-Cohen 横切口进行比较,发现 Joel-Cohen 横切口术后发病率减少 65%。Mathai 通过 101 例患者发现 Joel-Cohen 横切口与 Pfannenstiel 横切口相比,具有术后疼痛减轻、手术时间缩短、胎儿娩出快、出血少、住院时间短等优点。Mowatt 研究认为腹壁横切口比纵切口美观,术后疼痛较轻,值得推荐。

通过两个非随机对照研究发现,腹壁切口至少 15cm 才能确保胎儿顺利娩出。对于皮下组织,大部分产科医师采用钝性分离,避免损伤下腹壁血管,并节省时间。大部分产科专家推荐采用手术刀横行切开筋膜,然后用剪刀扩大切口;一些临床医师提倡用手指钝性扩大切口。通过将313例孕妇随机分成Maylard组（肌肉切断）和Pfannenstiel组（不切断肌肉），发现两组在手术发病率、娩出胎儿难度、术后并发症和疼痛指数无明显不同。术后三个月Pfannenstiel组肌肉强度较好。因此，建议术中尽量避免切断腹直肌。通过102例患者对打开膀胱腹膜反折下推膀胱与直接在膀胱反折上1cm切开子宫进行比较发现，打开膀胱反折腹膜下推膀胱手术时间长、出血多、术后血尿及疼痛较重。因此，认为术中没必要打开膀胱反折腹膜。

需要强调的是取下腹横切口时，应注意根据先露的高低、胎儿的大小选择横切口的高低和长度，切忌为了腹部美观不顾胎儿大小和先露高低一味地采用Pfannenstiel皱襞小切口。

（二）子宫切开的方法及方式

多数的产科医师和通过回顾性病例对照研究的结果推荐采用子宫下段横切口，此种手术方式创伤小、出血少，切口部位可用浆膜层覆盖，减少术后粘连和术后再次妊娠子宫破裂和瘢痕处妊娠的机会，而且操作比较简单易行。

子宫切口的选择，应根据胎头衔接位置的高低，以及下段形成的长度选择。经试产，下段形成长，胎儿头入盆深，切口选择不宜过低，虽然顾及了胎头，但是容易导致子宫下段切口愈合不良（因宫颈下方血运不良），增加晚期产后出血的风险。当胎头高浮，下段形成好时，可选择切口稍高；下段形成差时，切口不宜过高，否则容易导致子宫切口上下缘厚度差异大，影响缝合和预后。

切开子宫肌层的方法主要有切开、撕开、剪开三种基本方法。手术中多在子宫下段中央切开3~4cm，刺破羊膜囊，放净羊水，手指钝性撕开子宫肌层至所需长度。此法可避免部分肌纤维断裂，减少损伤和出血，有利于子宫切口愈合。撕开的过程中注意不要超越圆韧带的位置，以免损伤血管，造成出血。

剪开是在切开和撕开的基础上，沿切口的一定方向继续剪开肌壁全层至所需大小。剪开法主要用于子宫体部纵切口，有时也用于子宫下段纵切口，也适用于子宫下段的弧形切口，剖宫产切开子宫常常将切、撕和剪三种方法同时使用，以期达到安全、快速、有效、副损伤小和出血少的目的。

关于子宫切口的扩大采用剪刀还是手指撕开有两个随机研究。第一个随机研究中，147例患者采用剪刀扩大切口，139例患者采用手指撕开，发现两组切口延伸和血红蛋白下降程度无明显差异。第二个随机研究包括945例，其中470例采用剪刀扩大切口，475例采用手指撕开，发现剪刀扩大组术中出血、输血和切口延伸概率增加。手指撕开组由于需要时间短，术中不易损伤脐带和胎儿，所以认为手指撕开比剪刀扩大好。

（三）胎儿娩出

破膜后吸净羊水再扩大胎膜破口娩出胎儿是手术的关键步骤。一般情况下应先手取胎儿，如果手取胎儿失败或估计手取困难时，可借助器械娩出胎儿。头位胎儿娩出胎头的原则是以最小径线出，一般枕前位胎儿最好娩出。胎头自子宫切口娩出后，立即清洁胎儿口腔及鼻腔内的液体，然后再娩出胎体。

关于术中是否应用产钳或胎吸助产的问题，文献仅有一个44例产妇的小样本随机研究报道。由于产钳增加胎头周径，胎吸要先形成胎儿头皮水肿，建议术中尽量不用器械助产。

1.胎儿娩出的方法

（1）徒手娩胎头法：术者右手沿子宫切口一侧进入子宫腔内，经胎头顶滑向胎头后方，查胎方位，可手转胎儿呈枕前位或枕后位，术者的手掌一定要达到胎儿枕额径平面，利用屈肘上托力将胎肩自子宫切口处娩出，如果只屈腕部而不屈肘部，则不能充分利用肘部娩头的协同力。同时术者左手将切口上缘向上提，以减少胎头娩出的阻力。助手应在宫底施压，协助胎头娩出。在胎头高浮于盆腔时，取头较困难，术者可先不进手，助手先按压宫底，使胎头下降至切口下，然后再进手取头，有时需要使用产钳。胎头入盆较深者，术者先将手轻轻插入胎头顶部，助手可上推胎儿双肩，协助术者，将胎头大径线托到子宫切口下方，再娩出胎头，然后按压宫底，切忌过早托头引起子宫切口撕裂。如入盆太深，还可让另一助手经阴道上推胎头。对面先露或枕后位胎头极度仰伸者，术者可先将头旋转俯屈后再娩出胎头。

（2）徒手臀牵引娩出胎儿法：适用于臀位或横位剖宫产术。单臀先露时，手插入臀部后方，用托头的手法托出胎臀，然后，双手勾住胎儿的双侧鼠蹊部，向外上方牵引，并旋转呈骶前位，再握住胎儿大腿和腰骶部保持单臀姿势，辅助胎儿娩至肩，放开胎儿下肢，旋转娩出胎儿双上肢，再将胎体趴在术者的前臂上，术者一只手压住胎儿两颧骨上帮助胎头俯屈，另一只手轻轻压在两侧锁骨上向外牵引协助娩出胎头。

胎儿混合臀位或足先露时，术者先取出双足，向外牵引，旋转呈骶前位至肩部，再用上述方法依次娩出双上肢及头。

（3）横位娩出法：横位剖宫产，如果胎背在上，行臀牵引容易娩出。若胎背在下，胎头和下肢折叠于宫腔内的较高部位，术者应将手伸入宫腔内，沿胎臀寻找下肢肢端，确定并握紧，轻轻向切口处牵拉，似内倒转，助手帮助向上推胎头，改变胎儿呈纵产式，臀牵引方式娩出胎儿。若胎儿上肢已脱入阴道内，胎儿存活时，术前先消毒脱出的上肢，用无菌巾包好，切开子宫后，助手经阴道轻轻上推上肢，术者上提胎儿嵌顿的肩部，直至胎儿上肢还纳回宫腔，或直接按前法牵引双足行内倒转术，旋转中脱出的上肢可缓慢回纳于宫腔，经子宫切口娩出胎儿。

（4）单叶产钳助娩法：适用于子宫切口小、胎头位置不低者。术者将左手伸至胎头后方，右手持产钳钳柄，在左手的引导下将钳叶放入胎头的后方，右手用产钳向上提拉胎头至子宫切口处，同时按压宫底，使胎头缓慢沿产钳滑出。

（5）双叶产钳助娩法：适用于胎头高浮时，如果胎头为枕横位，以右枕横为例，在术者右手引导下，左手执左叶产钳插入胎头的下方，助手帮助固定左叶产钳，术者再放置右叶产钳滑向胎头的上方，扣合产钳检查确定胎头矢状缝在两叶产钳中间，证实钳叶与胎头之间无其他组织，握住钳柄牵出胎头。如为枕前位或枕后位，则将产钳钳叶分别置于胎头两侧，检查扣锁是否顺利，同样检查胎头的矢状缝是否在两钳叶之间，胎头与钳叶之间无其他组织，牵出胎头。

2.胎儿娩出困难的原因及处理

在剖宫产术中娩出胎儿困难常有发生，容易造成新生儿窒息、子宫切口的裂伤甚至累及周围的组织脏器。娩出胎儿困难的原因有以下几个方面。

（1）腹壁过厚或切口过小：术前应根据胎儿大小、腹壁薄厚程度，以及腹壁弹性决定切口长度，纵切口一般不应小于10cm，横切口不宜小于13cm，而且切口下端不宜过高。

（2）子宫切口相对狭小：胎儿过大或子宫切口过于狭小，影响胎儿娩出。估计子宫下段横切口不够大时，可考虑增加切口弧度以使切口增大，不得已时，行"倒T"字形切口，此切口在再次妊娠时子宫破裂风险增加，尽量避免用此切口。

（3）子宫切口位置选择不当：子宫下段横切口一般选择在胎头枕骨结节水平或子宫上、下段交界处下2cm左右，对胎头高浮者，切口可以稍高一些，对胎头入盆较深者，切口应略低，但不能过低，否则易造成宫颈和膀胱的撕裂伤。

（4）胎头高浮：对胎头高浮者，切开子宫壁后，先放羊水，让胎头随羊水的减少缓慢下降，待羊水尽量放净后，再撕开子宫下段，助手下压宫底，尽量将胎头的枕部压至切口下缘，术者的手轻轻进入胎头前方，术者和助手另一只手扒切口的上缘，协助胎头娩出（能转成枕前位，以枕下前囟径娩出最佳）。取胎头时有可能将头推向宫腔，若胎头位置过高，加重出头的难度，此时可以取胎足，以臀牵引方式娩出胎儿；或应用产钳，协助娩出胎头。也可用手指钩住胎儿颌角，在推压宫底的合力作用下将胎头移至切口下，再用产钳娩出胎头。

（5）胎头深定：在麻醉成功后，消毒外阴，戴消毒手套自阴道上推胎儿头骨质达5-0以上；或术中双手上推胎儿双肩部，协助胎头出盆腔；或台下助手经阴道上推胎头，上下配合协助娩出胎头。

（四）胎盘胎膜娩出

胎头娩出后，应立即给予缩宫剂，通常缩宫素10～20U宫体注射，同时静脉滴注10～20U，清理呼吸道后，娩出肢体；查清子宫切口有无延裂，如出血不多时，及时用Allis钳或两把卵圆钳钳夹子宫切口上下缘和左右角，进行子宫切口的止血。然后牵拉脐带，娩出胎盘，最后清除胎膜。术中注意检查胎盘的完整性，用纱布擦宫腔两遍，将残留的胎膜、蜕膜擦干净，或用卵圆钳钳夹内膜组织或用手进宫腔搔扒探查。

关于等待胎盘自然娩出还是人工剥离胎盘，有 6 个包括 1700 多例产妇的随机研究。其中 5 个研究通过 meta 分析发现胎盘自然娩出组发生子宫内膜炎的概率明显减少。一些研究发现胎盘自然娩出组出血量和血红蛋白下降明显减少。由于子宫下段和切口被细菌污染或手套本身被细菌污染，在人工剥离胎盘时污染子宫上段引起子宫内膜炎。1 个研究发现，在人工剥离胎盘前更换手套并不能减少子宫内膜炎的发生率，因此，提倡等待胎盘自然剥离。

若发现胎盘植入，如完全植入，不出血，听取本人及家属意见，要求保留生育功能者，可不取胎盘，关闭子宫切口，术后保守治疗；如部分胎盘植入出血，应尽可能地取出胎盘，植入部位不大者，可局部楔形切除子宫壁，缝合止血，出血多时可行子宫动脉结扎；局部可注射氨甲蝶呤（MTX），必要时行子宫切除术。在子宫出血不多的情况下可关腹，产后动态随诊 B 超检查和监测血 β-HCG 的变化，必要时可于术后给予 MTX 或米非司酮治疗。

（五）子宫切口的缝合

剖宫产子宫切口的缝合方法虽然较多，但各种方法必须达到切口边缘对合整齐、切口止血效果好、缝线松紧适度、不残留无效腔的原则，否则将影响子宫切口愈合或造成晚期产后出血。

经典的子宫肌层缝合方法是双层缝合，即将切口上下两缘对齐后，用可吸收缝合线连续或间断缝合下 2/3 肌层，缝合时应力求对合准确，不穿透内膜层；第二层连续或间断缝合 2/3 肌层，可用连续褥式包埋缝合浆肌层。新式剖宫产多采用单层缝合子宫切口的方法，即子宫肌层全层缝合。

单层缝合时应注意针距不要过密、过紧，否则影响血液循环；也不要过疏，否则不利于止血，以 1.5~2cm 为宜。可以连续缝合，间断加针 2~3 针，或连续锁边缝合，以达到有效止血的作用；缝合两侧角部时，应超越切口 0.5~1cm，将回缩的血管缝扎住，以免术后形成血肿。注意勿伤及子宫动静脉的分支，以免增加阔韧带血肿的风险。

缝合后应仔细检查有无出血，若出血可局部加针缝合。缝合止血时，注意血管走向，应垂直于血管的方向进行有效缝合结扎。

关于子宫切口采用一层缝合还是双层缝合，一个包括906例样本的研究发现，单层缝合所用时间较短，而术中出血和子宫内膜炎的发生率在单层与双层缝合组无明显差异。906例产妇中有145例再次妊娠，其中70例前次采用单层缝合的病例中，无1例发生子宫切口裂开；75例采用双层缝合者中，无1例发生子宫切口裂开；145例孕妇无子宫破裂，新生儿正常。

一个回顾性研究发现，单层缝合的产妇再次妊娠经阴道分娩，子宫破裂的发生率明显高于双层缝合的产妇。现在还没有研究阐述单层缝合除节省时间外，其他方面的优越性，故建议如果不打算再次怀孕，可行单层缝合，如果打算再次妊娠，最好采用双层缝合。

一个包括1221例样本的6个随机研究对在腹腔内缝合子宫和把子宫放置在腹腔外缝合进行比较，发现把子宫放置在腹腔外缝合者，术后发热大于3天的产妇明显减少。但还不能说明子宫放置在腹腔外缝合优于腹腔内缝合。

（六）关腹

1.是否关闭脏腹膜和壁腹膜尚有争议

有一个包括1811例患者的9个研究报道。一些研究发现，不关脏腹膜或两层腹膜可节省手术时间、减少术后发热和住院时间，切口感染和术后镇痛药物的应用也有所减少，其他无明显差异。一个随访7年的研究发现，腹膜关闭组和不关闭组在下腹疼痛、再次妊娠、泌尿系统症状和粘连方面无明显差异。有学者鼓励临床医师不关脏腹膜和壁腹膜。关于腹膜关闭可以减少切口裂开和防止盆腔粘连的观点还没有足够证据支持。

2.关腹前是否用生理盐水冲洗腹腔

有一个包括196例产妇的研究评估了在关腹前给予500～1000mL的生理盐水冲洗盆腹腔是否可减少产褥病率，研究发现腹腔冲洗对产后出血、产褥感染、住院时间、胃肠道恢复无明显影响。

3.是否缝合腹直肌

多数专家建议不缝合腹直肌，它可自然恢复。缝合腹直肌可引起术后产妇活动时疼痛。

4.关于皮下组织是否缝合

有6个研究报道并进行meta分析。其中包括875例患者的3个研究发现皮下组织缝合可减少切口裂开，但2个研究发现皮下脂肪厚度小于2cm的切口，不缝合皮下脂肪并不增加切口裂开的风险。因此，认为皮下脂肪厚度小于2cm的切口不推荐缝合。有一个包括242例患者的研究对皮下切口是否放引流进行评估，发现放引流可增加切口感染的机会。因此认为皮下脂肪厚度小于2cm的切口不推荐放引流。关于皮下脂肪组织厚度大于2cm的切口是否缝合，有包括887例患者的5个研究报道，研究发现切口缝合可明显减少切口裂开。其中有4个包括852例患者的研究发现切口缝合可明显减少切口渗液。因此认为皮下脂肪厚度大于2cm的切口推荐缝合。关于皮下脂肪厚度大于2cm的切口放引流对切口愈合的影响有2个研究报道，发现引流可减少切口并发症。因此认为皮下脂肪大于2cm的切口放引流优于不放引流。

5.关于切口皮肤缝合是采用皮内缝合还是皮外缝合

仅有一个包括50例患者的研究报道，研究发现皮内缝合可减少切口疼痛并且美观。

三、手术并发症及防治

（一）术中并发症

文献报道，剖宫产术中母儿并发症的发生率高达10%以上，现就有关剖宫产的术中并发症探讨如下。

1.低血压

常发生在腰硬膜外联合麻醉的剖宫产术中。

（1）原因：①蛛网膜下腔阻滞平面过高或硬膜外麻醉范围过广，使交感神经阻滞，导致周围血管扩张。静脉回心血量减少,甚至心交感神经阻滞而导致心肌收缩力减弱,其结果是血压下降,常伴有心率减慢。②妊娠晚期,硬膜外静脉丛的体积扩大,硬膜外腔间隙减少50%,加之增大子宫的压迫和脊柱代偿性前突,药液极易在蛛网膜下腔的外腔内扩散而致麻醉范围广,若麻醉平面高达胸椎以上即可诱发血压下降。③妊娠增大的子宫直接压迫下腔静脉,使回心血量减少,致血压下降。

(2)防治:术前对脱水、失血者尽量补足血容量,建立静脉通道。硬膜外麻醉应选择在L1~L2间隙,麻醉平面不要过高。麻醉后取左侧15°~30°卧位。进入腹腔,动作轻柔,避免牵拉刺激。麻醉前用药和麻醉时用药可有同样效果,效果优于晶体溶液。当血压下降至100mmHg时,应限制麻醉用药,加速输液速度,补充血容量,可使用麻黄碱15~30mg静脉注射,使血压上升,避免胎盘血供不足,引发胎儿宫内缺氧。

2.脏器损伤

(1)膀胱损伤:多见于盆腔手术史、多次剖宫产致腹膜粘连,层次不清,打开腹膜时误伤膀胱;或产程较长,先露部压迫膀胱缺血水肿,组织变脆,在下推膀胱时造成损伤。一般损伤程度较轻者,膀胱损伤可有尿液溢出,甚至可直视见到尿管。

原因:①切开壁腹膜时误伤膀胱,主要原因有严重粘连致膀胱异位、膀胱因膨胀顶部上升、膀胱发育或解剖异常、子宫下段拉长而使膀胱位置随之上升。②子宫下段剖宫产分离膀胱时因粘连而损伤。③娩出胎头时子宫切口撕裂而累及膀胱。

预防:①术前应导尿,术中保持导尿管通畅,防止膀胱充盈。②切开壁腹膜时尽可能靠近产妇的头端,确认腹膜后方可切开。③对有严重粘连者,分离膀胱应小心。④避免行子宫下段纵切口。⑤娩出胎头时动作轻柔。

治疗:①腹膜外损伤,a.膀胱肌层不全损伤,3-0肠线间断缝合膀胱肌层,缝合时不要穿透黏膜层。b.膀胱肌层全层损伤,分两层间断缝合,先用3-0肠线或其他可吸收线间断缝合损伤的肌层内2/3及黏膜切缘,阻止黏膜面出血。第二层缝合肌层外2/3。如用丝线缝合勿穿过黏膜层,以免造成异物诱发膀胱结石。②腹膜内损伤,a.膀胱肌层不全损伤,间断缝合肌层,再间断或连续浆膜层包埋肌层。b.膀胱肌层全层损伤,先游离破口周围的浆膜,然后再按不全损伤缝合两层,最后用细丝线间断缝合浆膜层包埋肌层破口。缝合后应向膀胱注入亚甲蓝 200mL,检查修补处是否漏尿;术后保留导尿管 7~10d,如损伤严重,可在耻骨联合上行膀胱造瘘术;术后放腹腔流管,根据引流多少可 24h 后拔除。

(2)输尿管损伤

原因:主要是子宫切口撕裂累及输尿管或因裂伤处出血而盲目钳夹、缝扎止血所致。

预防:当可疑输尿管损伤时,应打开后腹膜,观察结扎上方输尿管是否增粗、其内压力是否增加,如误扎输尿管应立即拆除结扎线。①误夹输尿管时,应放掉钳子、拆除缝线,密切观察输尿管的颜色和蠕动情况。如轻微损伤可不必处理。必要时放置输尿管导管或双"J"管。如损伤较重者则需行输尿管损伤部位切除,然后行输尿管端端吻合术或输尿管膀胱吻合术。②如输尿管不全横断,应在切口中央做一纵切口然后再横向缝合,以防止管腔狭窄。③如输尿管在子宫动脉水平之上完全断裂,损伤部位在膀胱输尿管开口 5cm 以上,应行输尿管端——端吻合术。行输尿管端——端吻合术使吻合口切面斜行以减少张力,断端对准后用可吸收线间断缝合,不要内翻或外翻缝合。放置支架引流管。如输尿管完全断裂在子宫动脉水平之下,损伤部位距膀胱输尿管开口小于 5cm,应行输尿管膀胱吻合术。输尿管末端应通过足够长的膀胱黏膜下隧道,以逼尿肌作靠背重建抗反流机制。

(3)肠管损伤

原因:①盆、腹腔炎症,前次盆、腹腔手术史等造成盆、腹腔粘连。②产程延长或麻醉不满意而致肠胀气者。

预防:①有前次手术史的患者,开腹应小心,尽量避免从前次切口进入腹腔,看到透明的腹膜方可打开,在手指的引导下逐渐打开腹腔。②等待麻醉起效后手术,如麻醉不满意而鼓肠者,应用纱布排开肠管再打开腹膜。③如肠管与子宫前壁粘连应靠近子宫锐性分离。

治疗：一旦发生肠管损伤破裂，应防止肠内容物外溢。①如为小的穿孔，可用1号丝线行双层浆肌层荷包缝合。②如为浆肌层破裂，在距创缘0.5cm处用1号丝线作浆肌层间断缝合，间距0.5cm，不要穿透黏膜层。③如为完全破裂，在破口周围垫生理盐水纱布，用碘伏擦洗局部伤口，如为结肠或直肠破裂，缝合后用碘伏擦洗，然后用碘伏浸泡5～10min，生理盐水冲洗。纵行裂伤宜横向缝合，以防术后肠狭窄。第一层用4号丝线间断缝合全层，第二层间断褥式缝合。对损伤严重者可行损伤肠段切除肠吻合术。④结肠全层损伤者，因术前未做肠道准备，不宜行简单的肠修补术或肠段切除吻合术，一般主张行结肠造瘘术，先控制腔内感染，待损伤愈合后，再二期手术进行肠吻合。肠修补术后，禁食，为胃肠减压。待肠蠕动恢复、肛门排气后，可进流质。注意维持水、电解质平衡，给予广谱抗生素预防感染。腹腔引流管一般放置24～48h。

3.羊水栓塞

（1）原因：①羊水可从子宫切口处开放的血窦进入母体血液循环。②如前置胎盘和胎盘早剥等，使子宫血管异常开放，羊水由此进入母体血液循环。③强直性子宫收缩使宫内压力过高，羊水沿胎盘边缘血窦进入母体。

（2）预防：①子宫切口应足够大，以防压迫宫底时因阻力过大而使宫腔内压增高。②切开子宫及破膜后，及时吸尽羊水。③胎儿娩出后，待吸净残留羊水后再娩出胎盘。

（3）治疗：抗过敏、抗休克、纠正肺动脉高压、高流量吸氧、防治DIC。

发生羊水栓塞后应立即用正压面罩或气管插管给氧。糖皮质激素静脉推注抗变态反应，静脉输注氨茶碱、罂粟碱解除肺动脉高压。高凝期给予抗凝治疗，肝素50mg加5%葡萄糖液100mL快速静脉滴注，然后肝素100mg+生理盐水500mL持续静脉滴注，使凝血酶原时间维持在30s左右，同时控制DIC造成的子宫出血，做全子宫切除手术准备，补充血容量及纠正酸中毒，为生命支持。

4.胎儿损伤

（1）原因：①锐器所致损伤，常见于切开子宫时损伤胎儿头、面、臀、肢体和躯干皮肤。②娩出时损伤胎儿，包括娩出胎儿时损伤颈椎、臂丛神经和肢体骨折等。

（2）预防：①为避免切开子宫时误伤胎儿，最好仅切开子宫肌壁，而保留胎膜完整性，或仅留一层肌层，再钝性分开肌层。应直视下由浅入深渐次切开。②娩出胎儿时一定不要着急，如切口不够大，必要时延长切口。胎头娩出时，任何方位尽量用手转成枕前位，以最小径线娩出。胎头高浮、不易娩出时，可行产钳助娩。对于胎头深嵌于盆腔者，可由助手经阴道上推胎头，当胎头回缩退出盆腔时，即可行手娩胎头。臀位胎儿双足或双膝部已进入盆腔时，双手牵拉胎儿腹股沟，令髋关节屈曲，向外牵引胎臀，入盆的下肢可缓慢上提，按臀位娩出方法再娩出胎体。

（3）治疗：胎儿皮肤损伤为浅层损伤，局部保持清洁，防止感染。切口有时需立即缝合，一般愈合良好。对于术中发生胎儿骨折，应按小儿骨外科的治疗原则处理。

（二）术后并发症及防治

1.剖宫产术后感染

剖宫产术后感染是细菌通过各种途径侵入手术伤口及胎盘剥离面引起产褥期生殖器及全身的炎症。它包括子宫内膜炎、盆腔结缔组织炎、腹膜炎、盆腔血栓性静脉炎和盆腔脓肿，严重者可发生败血症及中毒性休克。剖宫产术后感染还包括呼吸系统感染、泌尿系统感染及乳腺炎等。子宫常见致病菌为大肠埃希菌、金黄色葡萄球菌及厌氧菌。盆腔血栓性静脉炎多由厌氧菌感染所致，常见于子宫内膜炎之后，由宫壁胎盘附着面的血栓感染向上蔓延引起盆腔血栓性静脉炎。常累及子宫静脉、卵巢静脉、髂内静脉、髂总静脉和阴道静脉。主要症状为术后第 2～3d 出现耻区疼痛或伴高热、寒战。盆腔检查可无异常，有时可在子宫角触及触痛的包块。CT 或 MRI 可帮助确诊。当盆腔脓肿时，术后出现体温持续不降或下降后又上升。全身中毒症状一般较轻。突出症状是尿急、尿频、尿痛、大便次数增多、黏液便和里急后重症状。直肠或阴道指诊可触及直肠前壁饱满，有压痛的肿块，肿块表面光滑，突向肠腔。B 超检查和 CT 检查可协助诊断，阴道后穹隆穿刺可明确诊断。

（1）防治：提高机体抗病能力，避免多次肛查，必须做阴道检查时，应在严格消毒下进行。建议手术切开皮肤前 30min 预防性给予抗生素。

关于术前预防性给予抗生素至少有 81 个随机研究报道。通过对 2000 多名产妇研究发现，术前应用抗生素不论对选择性剖宫产还是非选择性剖宫产，子宫内膜炎发生率降低了 60%，使选择性剖宫产切口感染率减少 25%，使非选择性剖宫产切口感染率减少 65%。术后发热和泌尿系感染也明显减少。因此不管选择性剖宫产还是非选择性剖宫产均推荐术前使用抗生素，预防感染。有 51 个研究显示，氨苄西林与一代头孢，如头孢唑啉具有同等效果。二代、三代头孢与一代相比，不具有明显优势。静脉用药与腹腔灌洗具有同样效果。多次静脉给药与单次给药相比无明显优势。有 3 个研究显示，在切皮前用药与断脐后用药对产妇的感染率的影响无明显差异。但 Kaimal 等通过 1316 例剖宫产的病例研究发现，切皮前给药相比断脐后用药，切口感染明显减少。Costantine 等通过 meta 分析发现，切皮前用药可使切口感染和子宫内膜炎的发生率减少，对新生儿无影响。Tita 等研究认为应用广谱抗生素可减少术后切口感染。

（2）治疗：①全身治疗：应用抗生素，用药前先进行血培养，明确致感染的细菌及药物敏感情况，结果报告前通常先用广谱抗生素，然后根据药物敏感性调整用药。②半卧位体位引流。③使用缩宫素促进子宫复旧。④弥散性腹膜炎或盆腹腔脓肿者应开腹探查及引流，用双套管低负压吸引，对于严重感染为清理腹腔内炎性坏死组织和稀释脓液，可使用含肝素和庆大霉素的生理盐水或林格液进行腹腔冲洗。对局限于子宫直肠窝的盆腔脓肿，可经阴道后穹隆切开，排脓。

2.腹壁、子宫切口感染及愈合不良

剖宫产术后腹部伤口感染的发生率为 3%～15%，平均为 6%。当预防性使用抗生素后其发生率降至 2%。引致伤口感染的危险因素为肥胖、糖尿病、长期皮质激素治疗、免疫抑制剂的应用、贫血、破膜时间延长、产程延长、羊膜腔感染、手术时间长、多次阴道检查、消毒不规范，还与缝线反应、缝合部位组织坏死、血肿形成有关。如子宫切口感染、坏死并与腹壁粘连而形成子宫腹壁瘘。引起腹部伤口感染的细菌主要包括金黄葡萄球菌、粪链球菌和大肠埃希菌。

腹部伤口感染分为三型：①腹部伤口蜂窝织炎，此型常在术后 24h 出现高热及心动过速，炎症范围迅速扩大，发展为典型的蜂窝织炎。②腹壁伤口脓肿形成，常于术后第 4d 出现发热、伤口疼痛红肿和压痛，严重时出现局部组织坏死和腹壁伤口全层裂开。③腹壁伤口坏死型少见，潜伏期为 2～3d，早期的症状为进行性加重的疼痛、低热、局部水肿、压痛和捻发音，引流为污浊有臭味的血清样液体，疼痛出现后不久可出现休克、昏迷。

（1）预防：治疗影响伤口愈合的慢性疾病，如糖尿病、营养不良等；避免不必要的糖皮质激素使用；阴道检查和剖宫产手术应严格消毒；胎膜早破伴宫腔感染者也可采用腹膜外剖宫产；术前应常规预防性应用抗生素；子宫和腹壁脂肪切口缝合不宜过密；应止血彻底避免形成切口血肿，影响切口愈合。

（2）治疗：对腹壁切口感染者应拆除缝线行清创术；尽量去除坏死组织和缝线，皮片或纱条引流促使伤口愈合。对已形成子宫腹壁瘘者要扩创，切除瘘管，重新缝合创口，配合全身抗生素治疗。对于严重子宫感染，保守治疗效果不好，或因子宫切口感染大量出血者，需行子宫切除治疗。

3.深静脉血栓形成

深静脉血栓形成是剖宫产术后的严重并发症之一。

（1）原因：①孕妇血液高凝状态在术前未得到纠正。②年龄＞35 岁、肥胖。③术前长期住院、术后长期卧床致使下肢血流缓慢容易形成血栓。④妊娠期并发症，如妊娠期高血压疾病、糖尿病、前置胎盘、充血性心力衰竭、严重的静脉曲张、难产及产后出血等，均可增加剖宫产术后静脉血栓栓塞的风险。⑤合并有遗传性或继发性的易栓症，栓塞部位多见于肺、肝及下肢静脉等部位。⑥合并慢性白血病，或栓塞性血小板减少性紫癜等。

（2）预防：预防剖宫产术后深静脉血栓栓塞的方法。①基本预防措施，根据剖宫产术的特点，在术前、术中及术后采取一些简单的预防措施以降低术后静脉血栓栓塞的发病率。术前积极防治高危因素可以减少静脉血栓栓塞的发生；术中操作应轻巧、精细，避免静脉内膜损伤，也可以减少静脉血栓的形成；通过术后早期按摩下肢、做足伸屈运动或早期离床活动，促进下肢血液循环，可以有效预防剖宫产术后静脉血栓形成；剖宫产术后补足水分，纠正脱水状态，如术后3d常规输液、术后如无特殊情况早期进食，可以改善血液浓缩状态，从而也可以起到预防剖宫产术后静脉血栓形成的作用。②机械性预防方法，静脉血栓栓塞的机械性预防方法包括足底静脉泵、间歇充气加压装置（IPCD）及逐级加压弹力袜（GCS）等，它们均是利用机械性原理促使下肢静脉血流加速，降低术后下肢静脉血栓的形成。已有荟萃分析显示通过机械性预防方法可以降低50%～70%的静脉血栓形成，其特点是无出血副作用，但是其预防效果较抗凝药物差。③应用抗凝药物，低分子量肝素（LMWH）、普通肝素、维生素K拮抗剂及华法林等药物，通过其抗凝作用预防静脉血栓栓塞。但是应用抗凝药物后，均有出现严重出血倾向的风险，因此只在发生静脉血栓高风险人群中应用。荟萃分析显示LMWH的大出血发生率较普通肝素降低一半左右，所以国际血管医学联盟（IUA）在2006年的预防和治疗静脉血栓栓塞指南中推荐应用LMWH预防静脉血栓栓塞。

预防深静脉血栓栓塞的适应症：妊娠期的血液高凝状态、剖宫产术的手术创伤及术后制动均属静脉血栓栓塞的高危因素，所以剖宫产术后均应常规采取一些预防方法。近年来英国皇家妇产科医师学会（RCOG）公布的预防剖宫产术后静脉血栓栓塞的指南中指出：对于低风险产妇只需采取基本的预防措施；有脑卒中风险的产妇在基本预防措施的基础上应用机械性预防方法或应用LMWH3～5d；而对于高风险产妇需在基本预防措施及机械性预防方法的基础上，在产前及产后6周内需加用LWMH抗凝治疗。但是根据近年来的成分效益分析结果，也推荐低风险人群在剖宫产术后常规应用机械性预防方法预防静脉血栓形成。目前常用于预防剖宫产术后静脉血栓栓塞的LMWH包括依诺肝素、达肝素及亭扎肝素等，它们的预防效果相似，但是应用剂量有所不同，虽然LMWH的出血副作用较小，但是在应用过程中仍需严密观察有无出血倾向。

（3）治疗：①抬高患肢距心脏平面20～30cm，膝关节呈5°～10°微屈曲位。穿弹力袜或用弹力绷带。硫酸镁湿热敷水肿的下肢。应用抗生素预防感染。②抗凝治疗可作为溶栓和手术取栓的辅助治疗。肝素连续静脉滴注和间歇静脉注射，每次 50～75mg，每 4～6 小时 1 次；或每次 1.5～2.0mg/kg，皮下注射，8～12 小时 1 次，监测凝血酶原时间。血栓形成病程未超过 3d 者可给予溶栓治疗。尿激酶 20 万单位溶于 5% 葡萄糖或低分子右旋糖酐 250～500mL 中静脉滴注，疗程为 10d。如纤维蛋白原低于 2.0g/L，暂停一次，有出血性疾病者禁用。对于有抗凝禁忌或下肢血栓广泛形成，出现肺栓塞危险，且病程不超过 48h 者可行切开取栓术。

4.肺栓塞

肺栓塞是内源性或外源性栓子堵塞肺动脉及其分支引起肺循环和呼吸功能障碍的临床和病理生理综合征，其栓子 99%是凝血块，故也称为肺动脉血栓栓塞症。由于肺动脉血栓栓塞症与深静脉血栓形成被认为是同一疾病的不同阶段和不同临床表现，约 30%的肺栓塞患者合并无症状的深静脉血栓形成，而 40%～50%的深静脉血栓形成患者出现无症状的肺栓塞。

机械性预防方法包括：足底静脉泵、间歇充气加压装置及逐级加压弹性袜等。肺血栓栓塞症的临床表现缺乏特异性，从临床上完全没有症状、体征，直至出现严重休克表现，甚至可能发生猝死。由于其发病急骤，临床表现复杂多变，常导致漏诊或误诊，成为严重危害生命健康的潜在致死性疾病。肺动脉血栓栓塞症是妊娠期和产褥期死亡的重要致病因素，在美国和欧洲，肺动脉血栓栓塞症占孕产妇死亡原因的 12%～15%；在新加坡占孕产妇死因的 19.6%。妊娠期由于体内激素分泌变化，导致血管张力下降、血管扩张、血流减慢，妊娠后期增大的子宫和胎头进入盆腔压迫髂静脉使下肢静脉血流淤滞，血浆中凝血因子Ⅱ、Ⅶ、Ⅷ、Ⅹ、纤维蛋白原容易在血流缓慢处聚集，活化蛋白 C 抵抗，抗凝物质的水平下降，纤维蛋白溶解活性下降等，导致血液凝固性增高。剖宫产手术本身进一步破坏了凝血与抗凝血的平衡：手术过程中的仰卧位和术后长时间卧床，下肢静脉通过下肢肌肉泵回流作用减弱，血液回流减慢；手术过程中机体处于应激状态，手术本身对局部组织的损伤、血肿压迫、中心静脉置管等因素均导致血管内皮损伤；手术刺激也通过释放组织因子和刺激白细胞产生以启动凝血机制。

上述因素可导致剖宫产患者容易发生肺动脉血栓栓塞症。

剖宫产术后急性肺动脉血栓栓塞症临床症状缺乏特异性，易被漏诊和误诊。手术后患者出现下肢，特别是一侧下肢肿胀，应怀疑深静脉栓塞形成的可能。有深静脉栓塞形成高危因素的患者，如突然出现胸痛、呼吸困难、晕厥、咳嗽、血痰等症状，动脉血氧分压下降时，应考虑肺动脉血栓栓塞症的可能，应进行必要的辅助检查，通常要求简单、快速和实用的诊断手段，如胸部X线平片、血气分析、心电图和D-二聚体检查。对深静脉血栓栓塞的诊断，最广泛采用的方法是下肢静脉多普勒超声。诊断肺动脉血栓栓塞症应用最多的是螺旋CT-PA，有时应用肺通气/灌注显像。

急性肺血栓栓塞症（PTE）的治疗，包括一般的临床处理和急救措施：吸氧、镇静、加强监护、抗感染和抗休克等；针对性的治疗有下列几种：抗凝治疗、溶栓治疗、腔静脉滤器置入术、经导管和外科肺动脉血栓清除术和肺动脉血栓内膜剥脱术等。

（1）溶栓治疗：目前国际上，溶栓治疗主要用于血流动力学不稳定的急性大面积PTE，对于次大面积PTE患者，溶栓仍有争议。但目前建议采用导管破碎或抽吸肺动脉血栓并局部溶栓的新技术治疗PTE。

（2）抗凝治疗：抗凝治疗虽然不能溶解血栓，但能够防止血栓进一步形成，并使自身的纤溶系统激活以溶解血栓，进而降低死亡率。常用抗凝药物包括肝素、华法林、选择性抗Ⅹa因子和直接凝血酶抑制剂等。肝素是治疗静脉血栓栓塞的主要药物。为避免UFH、LMWH发生最大抗凝作用的时间出现在手术后6～8h，抗凝治疗可在手术后12～14h进行。为便于调节剂量和控制抗凝强度，一旦发生出血可用鱼精蛋白有效中和，推荐首选UFH抗凝治疗（普通肝素不使用首剂负荷量，4h后检查APTT）。如果手术部位有出血应推迟抗凝治疗。手术后使用肝素剂量宜比常规剂量略小，抗凝强度较小，治疗中应密切观察患者的血压、血小板、血红蛋白，以及有无出血情况，尤其是手术部位。围术期如需溶栓治疗者应延缓溶栓，必要时采用导管碎栓、取栓、局部溶栓介入治疗方法，适应症：在手术后2周内；有出血潜在危险。此外，可放置腔静脉滤器，但应慎重。

（3）腔静脉滤器置入术：适用于急性静脉血栓伴抗凝和溶栓治疗禁忌证或经充分抗凝治疗仍反复发作的高危患者，以及慢性血栓栓塞性肺动脉高压（CTEPH）者行肺动脉内膜血栓切除术后。

（4）经导管和外科肺动脉血栓清除术：经导管和肺动脉取栓术在溶栓禁忌时适用，对 PTE 症状出现 5d 内的新鲜血栓最为有效。对于大面积和次大面积 PTE 患者若溶栓禁忌或溶栓失败，应考虑外科肺动脉血栓清除术。

（5）肺动脉血栓内膜剥脱术：肺动脉血栓内膜剥脱术是治疗 CTEPH 患者十分重要且行之有效的方法，术后大多数患者肺动脉压力和肺血管阻力持续下降，心排血量和右心功能提高。

5.肠梗阻和结肠假性梗阻

剖宫产术后偶有肠梗阻发生。麻痹性肠梗阻可由严重的感染、电解质紊乱所致，很少由机械性肠梗阻发展而来。肠鸣音低少，无气过水声。机械性肠梗阻多由粘连所致，表现为腹胀、阵痛及呕吐，停止排气排便，听诊肠鸣音亢进，有气过水声，X 线腹部平片示肠段内液平面。

结肠假性梗阻在剖宫产术后多见，又称 Ogilvie 综合征。临床表现类似结肠机械性梗阻，但无结肠器质性病变。剖宫产术后 2～5d 出现腹胀、腹痛、恶心、呕吐症状。腹部膨隆，触痛明显，肠鸣音亢进，并出现发热、白细胞升高及心动过速等全身反应。X 线可显示结肠扩张，但无液平。钡灌肠无机械性肠梗阻现象，严重时可发生结肠坏死及穿孔，引起弥漫性腹膜炎。

（1）原因：支配远端结肠的交感神经被阻断，副交感神经引起局部局限性痉挛；妊娠时体内孕激素使肠道平滑肌张力下降，蠕动减少；产程延长及手术对腹膜和肠管的刺激。

（2）预防：术后鼓励产妇多翻身；尽早下床活动；如出现腹胀应限制饮食，插胃管和肛管排气。

（3）治疗：①机械性肠梗阻的治疗，a.纠正水和电解质紊乱，维持酸碱平衡。b.

胃肠减压。c.对因治疗，因多为粘连性梗阻，首选保守治疗，如保守治疗无效或病情加重，应剖腹探查，解除机械性肠梗阻的原因。②结肠假性梗阻的治疗，一般保守治疗可以缓解。禁食、置胃管、胃肠减压，可考虑使用解痉剂。维持水电解质和酸碱平衡。如上述治疗无效、X线显示盲肠扩张宽度＞9cm或已发生肠穿孔者，应立即行剖腹探查。一般行盲肠造口术，有结肠穿孔者行肠修补术，如出现结肠坏死应行结肠切除术。

6.子宫内膜异位症

（1）原因：剖宫产术后子宫内膜异位症常见于腹壁切口处，泌尿道和盆腔子宫内膜异位症少见。剖宫产引起的子宫内膜异位症发生率仅为0.03%~0.47%。腹壁切口子宫内膜异位症多发生于中期妊娠剖宫取胎、早产剖宫产和子宫体部剖宫产。剖宫产时微小的子宫内膜种植于腹壁切口，继续生长，潜伏期一般6个月~1年，最长达21年。当损伤输尿管和膀胱时可引起泌尿系统子宫内膜异位症。

（2）预防：切开腹壁后用两块纱布保护切口两侧，避免子宫内膜组织和间质黏附在腹壁切口；缝合子宫切口时不要穿透子宫内膜；关腹前吸净腹腔羊水及血液，用生理盐水冲洗腹腔和腹壁切口；避免损伤膀胱和输尿管。

（3）治疗：腹壁切口子宫内膜异位症，主要是彻底切除局部病灶，病灶如与腹直肌筋膜、腹膜有紧密粘连时，应切除部分筋膜和腹膜组织。术后给予假孕或假绝经等治疗3~6个月，预防复发。泌尿道子宫内膜异位症首选药物治疗，再可采用假孕或假绝经治疗。如膀胱内膜异位症病灶较大，并发尿道梗阻者应行手术，切除病灶，术后药物治疗3~6个月。

7.剖宫产儿呼吸窘迫综合征

（1）原因：剖宫产儿胸廓未经受产道挤压，胸腔负压形成较阴道产儿差；肺内水分过剩，呼吸开始后水分迅速吸收，而不能吸收的纤维蛋白类物质紧贴肺泡表面易形成肺透明膜。且剖宫产儿活性纤溶酶缺乏，不能溶解纤维蛋白等。

（2）预防：①减少不必要的剖宫产。有剖宫产指征尽量推迟至39周后，或进入产程后再手术。②术时应采取15°左侧卧位，注意避免麻醉过深。③胎儿娩出时应缓慢而稳妥进行，借以延长应激反应时间，并使胸廓适当经受挤压，以提高呼吸中枢兴奋性和肺通气量。④胎头娩出后立即清理呼吸道，并清理由消化道反流至呼吸道的羊水，不必急于刺激呼吸。⑤对高危新生儿如母亲糖尿病、早产等，新生儿出生后给予卵磷脂气管内滴入或超声雾化吸入。

（3）治疗：新生儿保暖，保持呼吸道通畅，吸氧，纠正水、电解质紊乱，保持酸碱平衡，预防性应用抗生素等措施，若能度过开始的3～4d，多能自行恢复。

8.子宫切口瘢痕妊娠

子宫切口瘢痕妊娠在临床上比较少见，可并发严重的出血和子宫破裂。有研究报道1800～2216例妊娠妇女发生1例子宫切口瘢痕妊娠，剖宫产后发生子宫切口瘢痕妊娠的发生率为0.15%。近年来由于剖宫产率增加，诊断水平提高，文献报道的病例也逐年增多。在1978年至2006年共报道112例，而其中94例发生在2002年以后。Rotas等报道剖宫产术后发生子宫切口妊娠的发生率为0.05%，大部分患者症状为无痛性阴道流血，甚至为失血性休克。大多在妊娠7.5±2.5周被诊断。阴道超声多普勒检查可帮助诊断，对无阴道出血的患者，阴道超声多普勒检查的诊断敏感性为84.6%。对诊断有怀疑的患者可借助MRI和腹腔镜检查确诊。阴道超声多普勒检查是诊断子宫切口妊娠的金标准，先由Vial等提出，后来被许多专家采用。Jurkovic等诊断标准为：宫腔无妊娠囊；妊娠囊位于子宫内口水平，覆盖以前的子宫下段切口；显示滋养层或胎盘血流信号。Vial认为，如超声显示子宫前壁矢状面不连续可提示有子宫破裂的危险。Ash等认为，切口愈合不良使胚胎直接种植在瘢痕的结缔组织和子宫肌层，瘢痕的微小瘘可使胚胎移植到腹腔。

（1）预防：目前尚缺乏有效预防方法。

（2）治疗：①保守治疗，MTX和氯化钾局部注射、MTX全身用药、子宫动脉栓塞和开腹或腹腔镜下局部切除、子宫切除、超声监护下诊刮、宫腹腔镜联合或单独宫腔镜清除妊娠囊。文献中有5例患者采用保守治疗，其中2例后来给予MTX治疗，2例行紧急子宫切除术。在超声监护下行经阴道胚囊注射MTX25mg，治疗成功率为

70%～80%。也有采用全身应用 MTX 联合刮宫治疗成功的病例。全身用药副作用较大、吸收差,因子宫切口的陈旧瘢痕的纤维组织对药物吸收不好而影响治疗效果。向胚囊内注射氯化钾是一个损伤小、药物副作用小的保守治疗方法。Jurkovic 等报道了向胚囊内注射氯化钾溶液治疗成功的病例。Yazicioglu 等报道了一个双胞胎病例,一个孕囊位于切口瘢痕上,一个孕囊位于宫腔。将氯化钾注射入子宫切口部位的孕囊从而杀死胚囊,宫内孕囊足月分娩。Jurkovic 等报道了在超声监护下行诊刮治疗子宫切口瘢痕妊娠收到较好的效果,当子宫出血时采用气囊压迫止血,但诊刮治疗可引起子宫穿孔和无法控制的出血而需要紧急行子宫切除术。②子宫动脉栓塞联合药物局部注射治疗,Ghezzi 等首次报道了采用子宫动脉栓塞联合 MTX 和氯化钾局部注射治疗子宫切口瘢痕妊娠成功的病例。子宫动脉栓塞治疗可减少出血。③开腹或腹腔镜下切除妊娠囊和切口缺陷修补,Rotas 等综述了 122 例子宫切口瘢痕妊娠的治疗,认为开腹或腹腔镜下切除妊娠囊和切口缺陷修补是一种安全有效的方法,尤其当 β-HCG 大于 15000mU/mL 时。Flystra 和 Vial 推荐有生育要求的患者开始或药物治疗后应行手术切除旧的手术瘢痕和妊娠囊,然后缝合切口可减少再次发生切口妊娠的机会。最近有学者报道采用宫腹腔镜联合治疗子宫切口瘢痕妊娠的报道。在宫腔镜下直视宫腔,在腹腔镜的监护下,吸除或切除妊娠囊,可通过凝固或结扎子宫动脉止血。Joswiak 等报道了单独采用宫腔镜治疗成功的病例,术中采用纱布球止血,并认为宫腔镜治疗对要求保留生育功能的患者是一个安全、有效的可供选择的方法。

第八节　促宫颈成熟引产

一、疾病或症状概述

引产是一种胎儿娩出对母亲和胎儿都比继续妊娠更有益而采取的措施,通常是由于母体、胎儿或胎盘方面的原因,需要通过人工方法诱发子宫收缩使妊娠终止。本文阐述的重点是晚期促宫颈成熟引产,即孕周≥28 周的引产。随着围生医学的发展,晚期引产成为产科处理高危妊娠最常用的手段之一,其方法众多,但各有利弊,而成功的关键在于引产前的宫颈成熟度,采用正确的方法促宫颈成熟,严格掌握引产指征并规范操作,可降低围产儿发病率及孕产妇死亡率,是提高产科质量的有效措施。

二、促宫颈成熟引产的适应证及禁忌证

(一)适应证

1.母亲方面

(1)妊娠期高血压疾病:易导致各种并发症,严重影响母儿健康;对于轻度或重度子痫前期胎儿已成熟,重度子痫前期经保守治疗效果不明显或病情恶化,子痫控制后24h无临产先兆,并具备阴道分娩条件者适时终止妊娠可减轻母儿的危险。

(2)胎膜早破:破膜时间越长,越容易感染。孕周≥36周,胎儿已成熟,24h未自然临产者可采用促宫颈成熟引产。

(3)过期妊娠:过期妊娠胎盘功能减退,当妊娠达41周以上,生化或生物物理监测指标提示胎儿胎盘功能不良,应及早终止妊娠。

(4)急性羊水过多出现压迫症状。

(5)妊娠合并高血压、糖尿病、心脏病、慢性肾小球肾炎、肾盂肾炎反复发作、HELLP综合征等,适时终止妊娠可减轻母儿危险。

2.胎儿方面

(1)严重的胎儿畸形如脊柱裂、无脑儿等。

(2)各种原因导致的严重胎儿生长受限,胎儿宫内有缺氧威胁者。

(3)确诊为死胎。

3.其他方面

离医院远,有急产可能或急产史,因为气候条件会使一些疾病加重、胎儿偏大或骨盆相对狭窄,估计造成将来分娩困难者。

（二）禁忌证

1.绝对禁忌症

（1）绝对或相头盆不称、骨盆结构畸形，以及胎位异常，不能经阴道分娩者。

（2）严重胎盘功能不良，胎儿不能耐受阴道分娩者。

（3）前置胎盘（尤其是中央性前置胎盘）或前置血管。

（4）脐带先露或脐带隐性脱垂。

（5）宫颈恶性肿瘤，软产道异常，包括宫颈浸润癌、宫颈肌瘤、阴道肿瘤引起产道阻塞等。

（6）子宫手术史，包括古典式剖宫产、子宫整形、子宫肌瘤剔除术肌瘤较大、数目较多、手术透过内膜进入宫腔、子宫穿孔修补术史等。

（7）产妇不能耐受阴道分娩负荷如心功能衰竭、重度肝肾疾患、重度先兆子痫并发脏器损伤。

（8）某些生殖感染性疾病，如疱疹感染活动期，HPV 感染等。

2.相对禁忌症

（1）胎先露尚未入盆。

（2）子宫下端横切口剖宫产史。

（3）臀位。

（4）双胎及多胎妊娠。

（5）经产妇分娩次数≥5 次者。

（6）孕妇心脏病或重度高血压。

三、治疗

促宫颈成熟引产方法很多，归纳起来可分为两类，即非药物性方法与药物性方法。

（一）非药物性方法

1793 年，Denman 医师首次采用人工破膜引产获得成功，迄今为止，足月妊娠引产已有200余年的历史，目前仍用于临床的非药物性引产方法有羊膜剥离、人工破膜、机械性扩张技术，以及吸湿性的宫颈扩张器。

羊膜剥离法是一种比较古老的方法，是将示指尽可能地深入宫颈内口，360°旋转两圈，分离子宫下端的胎膜。羊膜剥离法通过机械性物理刺激使宫颈、前羊膜及蜕膜处PGS合成释放增加，从而促进宫颈成熟，发动分娩。国外有学者测定剥膜后母血中前列腺素水平和宫颈内磷脂酶A2的活性显示，剥膜后5min内宫颈内磷脂酶A2活性显著升高并持续2h以上；McColgin用随机分组法对99例孕妇采用剥膜术引产，结果表明，观察组中59%的孕妇于一周内分娩，而对照组仅21%的孕妇一周内分娩，其中宫颈不成熟的孕妇（Bishop评分<5分）剥膜后，平均在8d内分娩，而对照组则在14.6d内分娩，宫颈成熟者则两组距离分娩的间隔无显著性差异。另一种古老的引产方法是人工破膜，该方法简单有效，是采用人工的方法在宫缩间歇期使胎膜破裂，刺激内源性前列腺素和缩宫素释放，诱发宫缩，该法成功率高、能直接观察羊水性状，但单纯人工破膜引产成功率和失败率难以估计，加之可能造成感染，目前很少单独使用，多采用人工破膜加小剂量缩宫素静脉滴注以提高成功率。

Garite等发现在产程早期选择性人工破膜可减少缩宫素的用量，而且对胎儿和新生儿均无不良影响。Moldlin比较了单独使用人工破膜与人工破膜联合使用缩宫素在引产中的效果，结果显示后者可明显缩短潜伏期，进而缩短总产程，而两组的活跃期和第二产程无显著性差异。

其他的非药物性引产方法还包括机械性扩张技术，最初使用这项技术的是Barnes，他于1863年第一次描述了用一个装有导管的气囊装置行宫颈扩张术。其后，用于促宫颈成熟的机械性扩张技术几经改良，延续至今，其种类繁多，包括低位水囊、Foleys管等，原理是通过机械性刺激宫颈管，促进宫颈局部内源性前列腺素的合成与释放而促进宫颈软化成熟。

水囊引产有近百年历史，价格低廉，传统方法是用双层避孕套和尿管制成水囊，放置子宫腔低位，注入生理盐水350～450mL（根据妊娠月份大小）以诱发宫缩。Mekbib

等将水囊加缩宫素用于死胎引产，成功率100%。而单用缩宫素组20例均失败。在前列腺素应用经验少的地区，水囊引产比较安全、可靠。

近年来，Foley导管用于引产的报道较多，其引起子宫颈成熟及分娩的机制可能是通过刺激白细胞介素1β（IL-1β）增高所致，方法是将18号Foley导尿管插入子宫颈管，超过子宫颈内口后，注入30mL无菌水，然后轻轻向外拉，使导管的气囊位于宫颈内口和羊膜囊之间。1999年Abramovic采用在Foley导管放置后将30mL气球充气，然后进行羊膜腔外生理盐水输入（EASD），结果发现该法对Bishop评分在5分以下者比每4h口服50μg米索前列醇片更为有效。值得注意的是Sciscione对前列腺素E2凝胶和14号Foley尿管在软化宫颈及引产中的作用进行了很有意义的尝试，将Foley尿管置于宫颈直到尿管自行排出，与宫颈放置前列腺素E2凝胶6h后再使用缩宫素引产相比较，前者各观察指标如宫颈评分、缩短引产时间等均优于后者。

St.Onge等比较了宫颈内放Foley导管和PGE凝胶的扩宫颈效果，两者基本相同，但因Foley导管便宜，值得推广。机械性的引产装置均需要在阴道无感染及胎膜完整时才能使用。其他非药物性的引产方法尚有乳头刺激，针刺合谷穴等方法，现在已不常用。

（二）药物性方法

缩宫素：缩宫素是一种生理性宫缩调节剂，由8个氨基酸组成，靶器官是子宫，它通过与肌细胞膜上的受体结合，导致肌细胞动作电位下降，细胞外钙离子随即进入细胞内，引起了子宫平滑肌的兴奋收缩。缩宫素引起子宫收缩的作用与其浓度、剂量，以及用药时子宫的状态有关，妊娠晚期子宫对缩宫素逐渐敏感，临产时和分娩后子宫敏感性达到高峰。目前发现子宫的缩宫素受体数量随着孕周的增加而增加，并呈梯度分布：由宫体＞下段＞峡部＞宫颈，宫颈最少，其促宫颈成熟的作用主要通过蜕膜缩宫素受体，促进前列腺素的合成来进行。

近半个世纪以来，由于缩宫素能引起可识别的节律性宫缩而被广泛用于临床促宫颈成熟和引产、催产。关于缩宫素引产方案有诸多尝试，如脉冲式给药可提供生理性缩宫素变化，不仅可避免发生强直宫缩危及胎儿，而且此法的缩宫素总用量、平均每分钟浓度和达峰剂量均较持续给药显著减少，但由于输液泵价格昂贵，使脉冲式给药的应用受到限制。对缩宫素持续静脉滴注引产的各种方案报道很多，但目前尚难以确定何种方案更优越，多数人认为使用缩宫素应从低剂量开始，也有人提出应从 1mU/min 开始，每 20 分钟增加 1mU/min，直至 8mU/min，或每 20 分钟增加 2mU/min，直至 20mU/min。近年来大剂量缩宫素方案备受推崇，即缩宫素以 6mU/min 开始，以每 20 分钟增加 6mU/min，直至 42mU/min，结果表明大剂量缩宫素组的剖宫产率、产钳率降低，新生儿败血症的发生率明显下降，产程显著缩短。

多年的实践证明持续静脉滴注缩宫素是安全有效的引产药，但由于缩宫素静脉滴注个体的子宫平滑肌对缩宫素的敏感程度及体内灭活速度差别很大，所以，临床使用缩宫素应遵循个体化原则。

其他用于促宫颈成熟的药物尚有地西泮、雌激素和硫酸脱氢表雄酮。其中地西泮具有较强的中枢性肌肉松弛作用，且不影响子宫肌纤维的节律性收缩，静脉注射可以软化宫颈，使宫颈迅速扩张，从而缩短产程；雌激素可增加子宫肌对催产素的敏感性，引产前 3d 肌内注射苯甲酸雌二醇 2mg，每日 2 次，提高引产效果；硫酸脱氢表雄酮（DHAS）可经胎盘芳香化酶转变为以雌三醇为主的雌激素，通过后者促宫颈成熟，提高引产成功率。

四、治疗方案

（一）引产的准备

1.仔细询问病史，严格把握引产指征，要从母体和胎儿的整体情况出发，确定在胎儿娩出后无论对母亲还是胎儿都比继续妊娠更为有益时才给予考虑。

2.正确判断胎儿成熟度，引产前如果各指标提示胎肺尚未成熟，应尽可能先促胎肺成熟治疗，再行引产；对过期妊娠的产妇应核对预产期，避免造成人为的早产。

3.引产前详细检查胎儿大小，胎方位、胎先露，以及骨盆的大小和形态，以排除阴道分娩禁忌症。

4.妊娠合并心脏病、糖尿病等内科疾病,在引产前需请内科医师会诊,对原发病的严重程度及经阴道分娩的风险进行充分估计,并进行相应辅助检查,制定系统的治疗方案。

5.对高危妊娠孕妇引产前进行常规胎心监护、无宫缩试验(NST)和宫缩负荷试验(OCT),利用B超检查进行生化及生物物理评分,以了解胎儿胎盘储备功能,充分估计胎儿能否耐受阴道分娩。

6.利用Bishop评分进行宫颈成熟度评分。

7.引产医师应熟练掌握各种引产方法及其并发症的早期诊断和处理,要严密观察产程,做好详细记录,引产期间要配备阴道助产及剖宫产人员和设备。

(二)宫颈评分

宫颈成熟度是决定引产成功与否的一个重要因素。引产前检查宫颈,了解宫颈状态,对预测引产的效果有帮助。

目前公认的方法是Bishop评分法。包括:宫颈扩张情况、宫颈管消退状况、子宫颈质地的软硬、子宫颈口的位置、胎先露位置五项指标。该方法认为评分≥7分提示宫颈成熟,评分越高,宫颈越成熟,引产成功率越高。0~3分引产不易成功,4~6分成功率仅50%,7~8分成功率80%,9分以上者均可成功。如果评分≤6分者,必须先促宫颈成熟。

(三)引产方法及规范

1.缩宫素

(1)持续性静脉滴注给药:目前公认最为安全有效的给药途径是小剂量滴注缩宫素,它既能随时调整用药剂量,保持生理水平有效宫缩,又能在出现异常情况时随时停药。

(2)缩宫素的配置方法:先用5%葡萄糖500mL,以7号针头行静脉穿刺,按每分钟8滴调好滴速后向输液瓶中加入缩宫素2.5个单位,将其摇匀,然后继续滴入。切忌先将2.5U缩宫素溶于葡萄糖中直接穿刺行静脉滴注,因为此法初调时不易掌握滴速,可能导致短时间缩宫素过多进入体内。

（3）掌握合适的浓度和滴速：因缩宫素个体敏感度差异极大,静脉滴注缩宫素应遵循个体化原则,通常起始剂量为0.5%缩宫素（2.5U缩宫素溶于5%葡萄糖500mL）,以每毫升15滴的速度滴注（相当每滴葡萄糖液中含缩宫素0.33mU）,从每分钟8滴即2.5mU/min开始,根据宫缩、胎心情况调整滴速,一般每隔15~20min调整1次,方法有两种。①等差法,即从2.5mU/min、5.0mU/min、7.5mU/min。②等比法,即从2.5mU/min、5.0mU/min、10mU/min直至出现有效宫缩。有效宫缩的判定为10min内出现3次宫缩,每次宫缩出现30~60s,子宫收缩压力达6.67~8.00kPa（50~60mmHg）,伴有宫口扩张,如达到最大滴速仍未出现有效宫缩,可增加缩宫素浓度,增加的方法是以5%葡萄糖中剩余毫升数计算,一般100mL葡萄糖中加0.5U缩宫素便成1%缩宫素浓度,先将滴速减半,再根据宫缩情况进行调整,每分钟滴速不超过50滴,若仍无有效宫缩,原则上不再增加滴速和浓度,因为高浓度或高滴速缩宫素滴注,有可能引起子宫过强收缩而诱发胎儿窘迫,羊水栓塞甚至子宫破裂。

（4）注意事项：①静脉滴注缩宫素过程中,要专人护理,专表记录,并要严密观察宫缩强度、频率,持续时间、胎心变化,必要时行胎心监护,破膜后观察羊水量及有无羊水胎粪污染及其程度。②密切观察产程进展,若宫口开大2~3cm,发现潜伏期延长,需用缩宫素,可首先行人工破膜,根据情况观察1~2h,再决定是否静脉滴注缩宫素。③宫颈本身的条件与宫口扩张速度密切相关,当宫颈质硬,宫颈厚或有水肿时,增加缩宫素的用量是无效的。静脉滴注缩宫素前应通过Bishop评分了解宫颈成熟度,引产中可根据情况配合降低宫颈肌张力及解除痉挛的药,提高宫颈顺应性,与缩宫素协同作用,以提高引产成功率。④引产过程中须警惕变态反应,避免肌肉皮下穴位注射及鼻黏膜用药,注意缩宫素剂量不宜太大,以防止水中毒发生抽搐或昏迷。⑤缩宫素引产成功率与宫颈成熟度、孕周、胎先露高低有关,如连续使用2~3d,仍无效,应改用其他方法引产。

第六章 助产手术及并发症处理

2.前列腺素制剂

（1）控释地诺前列酮栓（普贝生）：方法，①外阴消毒后将普贝生置于检查者手的指缝，用少量水溶润滑剂将普贝生置于阴道后穹隆深处。②为确保普贝生留在原处，将其旋转90°，使栓剂横置于阴道后穹隆。在阴道外保留2～3cm终止带以利于取出。在置入普贝生后，嘱孕妇平卧20～30min以利于栓剂吸水膨胀。③要终止地诺前列酮的释放，可轻轻牵拉终止带，将栓剂取出。由于栓剂不会在阴道中降解，因而无须特殊处理。

（2）米索前列醇：ACOG推荐米索的使用原则。

①晚期妊娠如果使用米索促宫颈成熟或引产,初始剂量应该是100μg的1/4量(即25μg)。某些情况下可以使用较高剂量（50μg，每6小时1次），但是，剂量的增加与宫缩过频、子宫过度刺激和羊水胎粪污染有关。

②用药间隔时间不应低于3～6h。

③加用缩宫素应该在最后1次米索放置后4h以上。

④使用米索促宫颈成熟或引产应住院并监测胎心率和宫缩。

⑤有剖宫产史和子宫手术史者不应该使用米索促宫颈成熟或引产。

注意事项：任何前列腺素和前列腺衍生物引产都存在一定的副作用，这是由于前列腺素生理活性广泛，在引起子宫平滑肌收缩的同时，也会引起其他平滑肌收缩或松弛，如：血管平滑肌、气管平滑肌、胃肠道平滑肌等，用药后会引起血压下降和升高，恶心、呕吐、腹泻、腹痛、眼压升高等，对中枢神经系统也有影响。因此，孕妇患有心脏病、急性肝肾疾病、严重贫血、青光眼、哮喘、癫痫者禁用。

3.人工破膜术

如有试产和引产的指征，而产程进展缓慢时，人工破膜可加速产程。

目前常用的是低位破膜，常常把它作为静脉滴注缩宫素引产的辅助手段。方法：嘱患者取膀胱截石位，常规消毒外阴阴道，用弯血管钳在手指引导下在宫缩间歇期刺破羊膜使羊水流出。如在临产前破膜应全面询问病史和检查，确定孕妇无经阴道分娩的禁忌证，应证明无阴道感染或滴虫、念珠菌、感染，并排除脐带先露，破膜在宫缩间歇期进行，避免羊水急速流出引起脐带脱垂或胎盘早剥，破膜前后均应听胎心，观察羊水性状和胎心变化情况。如羊水粪染、胎心明显异常，短期内不能结束分娩者，应及时行剖宫产结束分娩。

（四）引产并发症及其处理

1.子宫破裂

滴速、浓度不当时诱发强烈子宫收缩或有头盆不称未及时发现，须即刻剖腹探查行子宫修补术或子宫切除术。

2.强直性子宫收缩

应立即停药或应用宫缩抑制剂如硫酸镁、利托君（安宝）、沙丁胺醇（舒喘灵）等。

3.急产

子宫颈裂伤等进行修补缝合。

4.羊水栓塞

按羊水栓塞处理。

5.胎儿窘迫

立即停药，吸氧，应用宫缩抑制剂，如胎儿窘迫继续存在则行剖宫产终止妊娠，并做好新生儿复苏的抢救准备工作。

第七章 产后康复指导

第一节 产后康复定义

世界卫生组织（WHO）指出产后时期对于产妇、婴儿以及家庭来说，在生理、心理、社会层面都是关键的过渡期。传统观念认为产后时期是从产妇分娩后开始至第6周结束，但这并不意味着产妇身体和心理的完全恢复，哺乳仍在继续，月经周期和性生活未恢复到正常状态。产后康复指在先进的健康理念指导下，利用现代科技手段和方法，针对女性产后这一特殊时期的心理和生理变化进行主动的、系统的康复指导和训练，包括对产妇心理以及产后子宫、阴道、盆底、乳房、形体、内分泌、营养等内容的咨询、指导和调整，使产妇在分娩后1年内身体和精神状况得到快速、全面的健康恢复。

第二节 产后康复内容

根据WHO对产后康复的具体要求，结合我国传统医学对女性产后恢复的有效干预与帮助的实际情况，产后康复的内容包含以下几个方面：①产后健康检查；②孕产期乳腺护理与康复；③孕期及产后盆底功能康复；④孕产期运动康复；⑤孕产期相关疼痛康复；⑥产后形体康复；⑦孕期及产后心理评估与指导；⑧孕产期营养指导；⑨产后传统中医康复；⑩常见妊娠并发症及并发症产后康复指导与治疗；⑪产后避孕指导；⑫产后康复相关制度及转介流程等。

随着产后康复工作的逐步开展，根据广大女性产后实际需求以及国家相关生育政策的变化，孕产康复需要进一步拓展目前已经开展的康复指导及治疗项目，以便能够更好地改善女性的产后生活质量，提高整个家庭的幸福感。

第三节 产后康复意义

产后康复是妇幼保健工作的重要内容之一，是继婚前保健、孕前保健、孕产期保健之后，生育健康保健服务的延续和完善。WHO曾在"母婴产后保健技术工作组"（TWG）会议上强调要重视母婴产后保健，进一步完善孕产期保健的周期，包括产前保健、正常分娩及产后时期的母婴保健。女性在产后不能得到正确、系统、主动的产后康复保健，可能发生产后康复不良的情况，如产后子宫复旧不良、盆腔脏器脱垂、阴道松弛、性功能障碍、腹直肌分离、乳腺问题、盆腔疼痛、产后抑郁、产后肥胖等状况，影响女性产后的身心健康，对她们回归正常生活和工作造成不良影响，甚至使家庭关系紧张，影响孩子的身心发育。为使产妇在经历妊娠和分娩后恢复到一个健康的身体和精神状态，更好地投入到今后的生活和工作中，产妇需要尽早地接受科学、系统、规范化的产后康复保健服务与正确的指导。产后康复服务的开展不仅可以主动地促进女性产后身体和精神的康复，减少女性产后身体和精神疾病的发生率，提高女性产后的健康保健水平和生活质量，而且对家庭的和谐与幸福起到非常重要的作用。

根据美国、英国、法国等关于产后护理、产后随访和产后管理等相关指南，其建议并强调了五个关键领域：例行随访的时间；筛查情绪障碍；孕产妇健康检查；婴儿健康检查；母乳喂养的推广。

第四节 国外产后康复相关指南推荐

美国妇产科医师学会（ACOG）2019年指出，应根据妇女需求进行初步评估并提供持续保健，最晚应在分娩后12周内进行全面的产后访视。就此做出如下推荐建议：

（1）为了优化妇女和婴儿的健康状况，产后保健应该是一个持续的过程，而不是单次的访视，并根据每个妇女的个人需求量身定制服务和保健。

（2）预指导应该在怀孕期间开始，并制订产后保健计划，应强调向父母角色的转变和完善的妇幼保健。

（3）产前讨论应包括女性的生育计划、未来怀孕的期望和时机。女性未来的怀孕计划是共同决策避孕方案的前提。

（4）所有妇女最好在产后3周内与产妇保健提供者联系，根据妇女的需要进行初步评估并提供持续保健，还应在分娩后12周内进行全面的产后访视。

（5）全面产后访视应以妇女为中心，进行的时间也应个体化。

（6）全面产后访视应包括对身体、社会和心理健康的全面评估。

（7）妊娠合并早产、妊娠糖尿病或妊娠高血压疾病的妇女应被告知母体发生心血管代谢疾病的终生风险增高。

（8）对于患有慢性疾病，如高血压、肥胖症、糖尿病、甲状腺疾病、肾脏疾病、情绪障碍和药物滥用的妇女，应告知她们及时随访的重要性，以确保持续的产后保健。

（9）对于有流产、死产或新生儿死亡经历的妇女，必须确保有妇产科医生或其他产科保健人员对她们进行随访。

优化和支持产后家庭的保健需要政策的改变。产后保健的范围应该通过补偿政策来改变，应支持产后保健是一个持续过程而不是单次的访视。

英国国家卫生医疗质量标准署（NICE）指南建议产后随访分为三个时间段，分别是24h内、2~7d及2~8周内，也提到了产后6~8周的常规检查。

2019年NICE女性尿失禁和盆腔器官脱垂管理指南如下。

（1）一线治疗：为压力性或混合性尿失禁女性提供至少3个月的盆底肌训练。对于不能主动收缩盆底肌肉以帮助锻炼和坚持治疗的女性，应考虑电刺激和（或）生物反馈。

（2）一线治疗：为急迫性或混合性尿失禁女性提供至少6周的膀胱训练。如果女性不能从膀胱训练中获得令人满意的效果，在尿失禁频繁的情况下，应考虑联合使用药物和膀胱训练。对于持续性尿潴留导致尿失禁、症状性感染或肾功能不全且无法纠正的女性，应考虑膀胱导尿（间歇性、留置或耻骨上导尿）。

法国妇产科医师协会（CNGOF）产后管理指南如下：

(1) 对于无症状妇女，不建议进行盆底康复以预防尿失禁或肛门失禁（专业共识）。

(2) 建议采用盆底肌肉收缩运动康复治疗产后3个月的持续性尿失禁（A级），无论尿失禁的类型。

(3) 建议采用产后盆底康复治疗肛门失禁（C级），但不建议治疗或预防脱垂（C级）及性交困难（C级）。

参考文献

［1］石春红.现代妇产科疾病诊治与手术［M］.天津：天津科学技术出版社，2018.

［2］李佳琳.妇产科疾病诊治要点［M］.北京：中国纺织出版社，2021.

［3］王玉梅.临床妇产科诊疗技术［M］.天津：天津科学技术出版社，2018.

［4］孙会玲.妇产科诊疗技术研究［M］.汕头：汕头大学出版社，2019.

［5］张春艳.现代妇产科诊治要点［M］.天津：天津科学技术出版社，2018.

［6］李建华，陈晓娟，徐成娟.现代妇产科诊治处理［M］.北京：科学技术文献出版社，2019.

［7］王伟莎.妇产科临床诊治［M］.武汉：湖北科学技术出版社，2017.

［8］郭美芳.实用妇产科疾病诊断与治疗［M］.天津：天津科学技术出版社，2020.

［9］孔玲芳.妇产科疾病诊疗程序[M].石家庄：河北科学技术出版社，2015.